KB189026

나이가 몇 살이든 늦지 않은
뇌 훈련의 모든 것

나이가 몇 살이든 늦지 않은

뇌 훈련의

시노하라 키쿠노리 지음
김은서 옮김

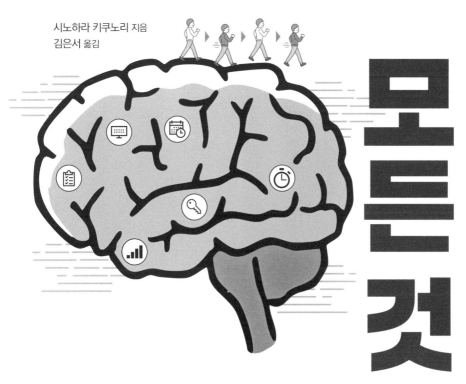

모든
것

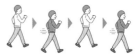

두드림미디어

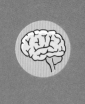

뇌라는 장기는 다른 장기와 달리 매우 유연하게 변합니다. 그렇기 때문에 60세든 70세든 100세든, 뇌는 외부로부터의 입력과 외부로의 출력, 자기 자신으로부터의 입력과 자신으로의 출력, 그리고 뇌세포끼리의 입출력에 맞춰서 적응하고 변화합니다. 그러면서 뇌는 외부 세계와의 오차, 자기 자신과의 오차, 뇌세포 연결망(Network)끼리의 오차를 최소화해서, 더 나은 방향으로 유연하게 변합니다.

뇌는 사진이나 그림으로 보면 다른 장기와 별다를 것 없어 보입니다. 지방 덩어리나 두부처럼 보이기도 하고, 그것들보다 주름은 많지만 두개골에서 꺼내 책상 위에 올려놓으면 흐물거리는 다른 장기들과 다르지 않습니다.

그러나 뇌는 다른 장기와 달리 많은 '뇌(신경)세포'로 구성되어 있습니다. 다른 장기도 많은 세포로 이루어져 있지만, 세포끼리의 연결을 모토로 하는 뇌세포는 나날이 그 연결 방식과 연결 강도를 변화시킵니다. 대뇌에서 수백억 개, 소뇌에서 천억 개, 뇌 전체에서 천 수백억 개나 되는 뇌세포가 전기 신호를 발산하고, 서로 정보를 주고받으며, 형태를 변화시키는 것입니다. 신경 세포 수의 10배나 되며, 신경 세포에 영양을 전달할 뿐이라고만 여겼던 글리어(Glia, 신경 교세포)라는 세포도, 정보 연결망의 일부를 이루며 연결망을 변화시키는 일에 관여하고 있습니다.

이 뇌세포들은 앞서 말한 것처럼 여러 가지 의미에서 오차의 최소화를 목표로 변화합니다. 그것이 뇌에 대한 최근의 관점이고, 그렇기 때문에 뇌 훈련이 '나이가 몇 살이든 늦지 않다'라는 것은 당연합니다.

그러나 늦지 않게 하는 '방법'은 있습니다. 이는 어떻게 하면 유연하고 적절하게 뇌를 변화시키고, 적응시킬 수 있는지에 관한 것이고, 저는 이 책을 통해서 그 방법을 전달하고자 하는 것입니다.

최대한 책에 흥미를 가지고 읽어주세요. 그렇게 하면 의욕에 관여하는 뇌의 선조체가 작용해서 기억의 효율이 높아지고, 능력 향상도 촉진됩니다. 재미가 없더라도 '그런 거구나', '이거 괜찮아 보이는데, 나도 해볼까', '재미있었다'라고 말해주세요.

뇌과학 건강교육학자
공립 스와도쿄이과대학 정보응용공학과 교수

시노하라 키쿠노리

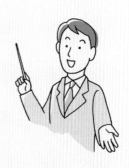

| 차 례 |

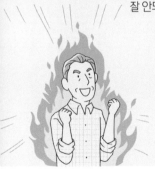

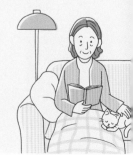

제4장 생활 속에서 뇌를 지키는 방법

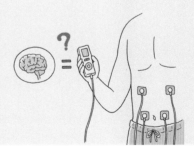

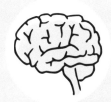

나이를
먹을수록 강화되는
'뇌의 힘'

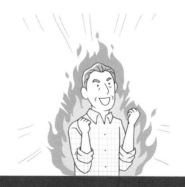

나이를 먹을수록 뇌는 쇠약해지기만 한다는 잘못된 상식

'뇌를 단련합시다.'

'인지 기능(두뇌 회전) 저하를 예방합시다.'

'치매[1] 예방을 목표로 합시다.'

이렇게 말하면 '아, 나이를 먹을수록 뇌는 망가져가는구나. 뇌는 쇠약해질 뿐이니 그것을 막자는 이야기구나'라고 받아들이는 사람이 많을 것입니다. '뇌는 나이를 먹을수록 망가질 뿐이다'라고요.

그런데 과연 그것이 사실일까요? 대답은 '네'이기도, '아니요'이기도 합니다.

---

1) 치매는 어리석을 치(痴), 어리석을 매(呆)라는 부정적 의미의 한자어를 사용해 질병에 대한 사회적 편견과 모멸감을 줄 수 있다는 지적이 2011년부터 있었습니다. 2024년 7월 17일에 '인지증'이라는 용어로 치매라는 명칭을 변경하자는 치매관리법 개정안이 국회에 발의되었습니다. - 역자 주.

'뭐라고!? 그렇게 말한들, 예전이랑 비교해보면 기억력은 나빠졌고, 깜박깜박 잊어버리는 실수도 늘었는데…'라며 이 글을 읽고 있는 여러분은 저의 대답을 의아하게 생각할지도 모르겠습니다.

하지만 실제로 **뇌는 강력한 '기억 장치(Memory Machine)'**로, 뇌에는 지금까지 살아온 삶을 통해서 터득한 다양한 지식과 경험이 축적되어 있습니다. 그리고 50세나 60세가 되더라도 새로운 기억은 뇌에 계속해서 **입력(Input)됩니다.** 이는 80세나 90세, 100세에도 마찬가지입니다.

물론 새로운 지식과 경험을 뇌에 집어넣거나, 꺼내거나, 조합하는 힘이 나이를 먹을수록 떨어지는 것은 어쩔 수 없고, 젊은 사람이 이에 더 뛰어난 것은 사실입니다. 하지만 뇌에 축적된 지식과 경험의 총량은 나이를 먹고, 경험을 쌓을수록 더욱 풍부해집니다.

즉 '뇌를 단련한다'라는 것은 굳이 10대나 20대처럼 젊었을 때의 뇌로 돌아가자는 말이 아닙니다. 이는 **'나이를 먹었기 때문에 지식이 풍부해진 뇌의 특성을 최대한으로 활용합시다', '이를 활용하는 것이 세상을 위함이고 인류를 위함이며 나를 위함입니다'**라는 뜻입니다. 그리고 그것이 우리가 뇌를 단련하는 목적입니다.

나이 탓, 유전 탓은 분명 있지만 그렇게 생각하지 않아야 성장한다

그렇다면, 애초에 인지 기능(두뇌 회전)은 어떤 식으로 강화되는 것일까요?

암스테르담자유대학교(Vrije Universiteit Amsterdam)의 브루노 소스(Bruno Sauce)는 9세부터 11세까지의 6,567명을 대상으로, 인지 기능에 미치는 영향의 강도를 조사했는데, '1년의 나이 듦(加齡, aging)'(나이를 먹는 것만으로 인지 기능은 강화됩니다) < 인지 관련 유전 요인 < 1년간의 교육 < 부모의 사회경제적 지위 순으로 각 요인이 인지 기능에 미치는 영향이 커지는 것으로 나타났습니다.

그리고 2년간의 교육은 인지 관련 유전 요인과 부모의 사회경제적 지위의 영향을 모두 뛰어넘는다는 것을 확인했습니다.

즉 인지 기능은 유전 요인과 부모의 사회경제적 지위의 영향을 강하게 받으며 강화되고, 또한 교육을 통해서 강화되는 것입니다.

앞선 연구에서 유전과 부모의 사회경제적 지위의 영향이 크게 나타난 반면, 스탠퍼드대학교(Stanford University) 심리학 교수 캐롤 드웩(Carol S. Dweck)은 '하면 된다', '유전 탓이 아니다', '환경 탓이 아니다'라고 생각하는 사람일수록, 인지 기능이 크게 성장한다는 것을 반복적으로 제시하고 있습니다.

실제로는 유전의 영향이 강할지라도, 유전보다 노력이 중요하다고 생각하면 성장하는 것처럼, 나이 탓보다는 도전을 중요하다고 생각하는 것이 뇌 건강에도 '이득'인 것입니다. '나이 탓'이 일부 사실이긴 하더라도 그렇게 생각하는 것은 '손해'입니다. '하면 된다' 같은 긍정적 사고가 '이득'이며, 그렇게 생각하다 보면 생각은 사실이 됩니다.

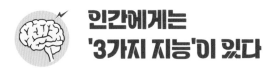

인간에게는 '3가지 지능'이 있다

오래된 이야기인데, 영국의 심리학자 레이먼드 카텔(Raymond Cattell)은 '지능'을 '**유동성 지능**', '**총괄성 지능**', '**결정성 지능**'으로 나누었습니다.

유동성 지능은 어떤 규칙을 바로 기억하고, 그것을 사용해서 가능한 한 빠르게 정보를 처리하는 힘입니다. 이른바 지능 검사로 알아볼 수 있는 힘의 대다수는 유동성 지능으로, 원래는 군대에서 성장하기 쉬운 사람을 선발하기 위해 조사하던 것이었습니다. 이 힘은 18~25세 정도에 정점을 찍고 나이를 먹을수록 저하합니다.

총괄성 지능은 관리 능력(Management)으로, 사람을 활용해서 일을 처리하는 힘입니다. 이 힘은 20세 정도에 일단 정점에 이르고 그 후 저하하지만, 나이를 먹을수록 다시 향상됩니다.

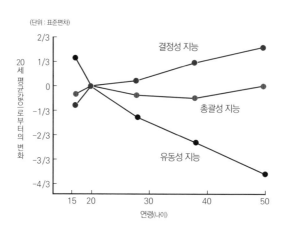

나이 듦에 따른 지능의 변화를 나타내는 그래프

(단위 : 표준편차)

결정성 지능

총괄성 지능

유동성 지능

20세 평균값으로부터의 변화

연령(나이)

한편 **결정성 지능은 지혜와 지식과 경험입니다.** 이는 경험을 통해서 결정화되는 지능으로, 나이 듦에 따라 강화됩니다.

단, 결정성 지능 측정 시험을 실시해보면, 나이를 먹을수록 내제된 지혜와 지식이 바로 떠오르지 않는 경우가 많아져서(이 힘은 유동성 지능입니다), 시험 성적은 떨어지게 됩니다.

그러나 실제로 뇌에 축적되어 있는 지혜와 지식과 경험은 원리적으로는 경험을 쌓을수록 강화됩니다. 이것이 이른바 연륜입니다.

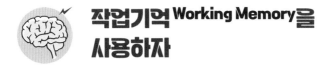

작업기억 Working Memory을 사용하자

나이 듦에 따라 결정성 지능은 강화되지만, 유동성 지능의 힘은 저하합니다. 이는 분명 맞는 말이지만 유동성 지능도 시험을 반복하다 보면 그렇게 크게 저하하지 않는다는 것을 알 수 있습니다. 그리고 이는 유동성 지능의 훈련 효과가 있다는 의미입니다.

특히 **기억과 정보를 일시적으로 유지하면서 이런저런 작업(지적 작업)을 실시하는 힘, 즉 작업기억(두뇌 회전)이라고 불리는 힘**은 작업기억 훈련을 통해 향상되며, 작업기억을 왕성하게 사용하는 일을 하면 할수록 발전합니다.

예를 들면 상품, 서비스, 인사평가, 정보의 평가, 약속, 정보의 가공, 자료나 정보의 분석, 결단을 내리고 문제를 해결하거나,

창조적으로 사고하거나, 업무 관련 지식을 활용해서 일을 업데이트 하거나, 업무나 활동의 계획을 세우거나, 조직을 만들거나, 기획(Planning)을 통해 우선순위를 정하거나 하는 등, 작업기억을 왕성하게 사용하는 일을 해온 65세 이상의 사람은 그렇지 않은 사람과 비교했을 때, 작업기억이 주가 되는 인지 기능이 높고, 쉽게 저하하지도 않는다고 보고되어 있습니다.

일(업무)을 할 때도, 일상생활에서도 작업기억을 사용할 기회는 넘쳐납니다. 그러나 나이가 들며 작업기억의 힘이 저하되면, 작업기억을 사용하는 것이 귀찮게 느껴집니다.

일상생활 속에서 작업기억을 사용할 기회는 넘쳐난다

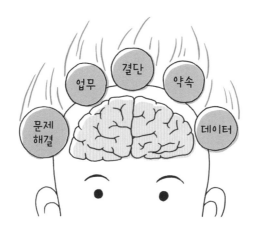

나이가 몇 살이든 늦지 않은 뇌 훈련의 모든 것

무언가를 잠시 머릿속에 기억해놓고, 이런저런 생각을 하거나 작업을 하는 것이 성가셔서 다른 사람에게 떠맡기려고만 하기 쉽습니다. 그런 식으로 주변의 힘을 기르는 것도, 뭐 올바른 방법일 수 있지만 그것이 과해지면 나 자신의 작업기억 훈련 기회를 잃어버리게 됩니다. 귀찮다고 느껴지는 상황에서 제대로 작업기억을 사용하도록 합시다.

제 **1** 장

60세부터라도
늦지 않은
뇌 단련법

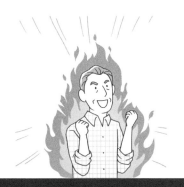

간단한 시험을 진행해보자

'작업기억을 단련시켜 결정성 지능을 활용합시다.' '연륜을 활용합시다.' 우리는 앞서 그것이 뇌를 단련하는 방법이라고 설명했고, 더불어 작업기억은 기억과 정보를 일시적으로 유지하면서 다른 작업을 하는 기능이라고도 이야기했습니다.

그렇다면 작업기억이란 무엇을 의미하는 것일까요? 의미가 바로 와닿지 않는 사람이 많을 것입니다. 그래서 여기서는 여러분이 작업기억과 관련된 문제에 도전하도록 해서, 작업기억을 사용한다는 것이 어떤 것인지, 뇌에 메모를 하면서 다른 일을 하는 것이 어떤 것인지 체험하게 할 것입니다.

여러분이라면 이를 통해 일상생활 속의 어떤 상황에서 작업기억이 사용되는지, 그렇다면 어떤 상황에서 작업기억 향상을 위해 노력하면 되는지 이해할 수 있을 것이라고 생각하기 때문입니다.

우선은 이 책의 뒤표지를 봐주세요. 다음의 문자가 컬러로 나와 있을 것입니다.

그것을 보고 무슨 색으로 적혀 있는지, 문자가 아니라 적혀 있는 색을 최대한 빠르게 소리 내어 답해보세요.

파랑　빨강　검정
노랑　빨강　파랑
청색　흑색　노랑
빨강　검정　흑색
적색　파랑　빨강

이제 뇌에 메모한다는 것이 무엇인지 이해하셨나요? 이 문제에서 여러분은 '색으로 답한다'라는 것을 뇌에 메모해두고 읽었을 것입니다. 문자라는 정보가 이를 방해하더라도 꾹 참고 무시하면서요.

글을 읽을 수 있는 인류에게 문자는 상당히 강력한 정보입니다. 따라서 무심코 문자를 읽어버리게 되는 것이 당연합니다. 그리고 이런 작용에는 베르니케 영역(Wernicke's area)과 브로카 영역(Broca's area) 같은 인간에게만 있는 뇌의 언어 영역이 관여합니다.

문자는 읽지 않고 색으로 답하는 것이 뇌에 메모되어 있다면, 전전두엽 영역(prefrontal area)(바깥쪽 전전두엽 영역과 전방 띠이랑(前部帶狀回, anterior cingulate gyrus 등))의 작용으로 색을 제대로 읽을 수 있습니다. 그리고 무심코 문자를 읽어버렸더라도 이 과정을 반복하다 보면 제대로 대답할 수 있게 됩니다.

뇌의 메모를
여러 장 사용하는 감각을
잡아보자

뇌의 메모를 사용하는 감각에 관해 대략은 이해했을 것입니다. 일상생활에서나 일을 할 때, 무언가를 기억하면서 동일한 작업을 반복할 때에도, 작업기억이 사용된다는 것에 관해서도요.

그러면 계속해서 뇌의 메모를 여러 장 사용하는 감각을 알아보겠습니다. 실제로 건망증 진단을 위해 병원에 가면 우선 이런 종류의 시험을 실시합니다.

'벚꽃'

'고양이'

'전철'

이 3개의 단어를 기억해주세요.

기억했다면 손으로 모든 단어를 가립니다.

이어서 100에서 7을 한 번 뺄셈합니다.

거기서 다시 한번 7을 뺄셈합니다.

자신의 휴대전화 마지막 4자리를 뒤에서부터 거꾸로 말해보세요.

손으로 가리고 있는 단어 중, 처음에 기억한 단어는 무엇이었나요?

이제는 단어 3개를 모두 말해보세요.

어떤가요?

실제로 휴대전화 번호를 묻는 부분은 3자리 숫자를 듣고, 그것을 뒤에서부터 거꾸로 읽은 다음, 새로운 4자리 숫자를 뒤에서부터 거꾸로 읽는 것입니다.

꽤 어려울 것입니다. 하지만 단어를 기억하고, 뺄셈을 하고, 뒤에서부터 거꾸로 읽는 것을 통해 '뇌의 메모'를 여러 장 사용하는 감각은 이해했을 것입니다.

이제 작업기억 훈련을 겸해서 비슷한 유형의 문제에 도전해봅시다. **숫자를 하나씩 제시 할테니 그 숫자를 기억해주세요.**

그 후 조금 독특한 두뇌활동을 실시한 후, 다시 이 숫자들을 떠올려 볼 테니, 숫자를 확실히 기억해두기를 바랍니다.

3

5

2

6

1

이제 다음으로 독특한 작업을 할 건데, 이 숫자들은 손으로 가린 채 다음 페이지로 넘어가세요.

나이가 몇 살이든 늦지 않은 뇌 훈련의 모든 것

△　　○

'동그라미는 삼각형의 왼쪽에 없다'

이 문장은 맞는 문장일까요? 틀린 문장일까요?
소리를 내서 답해주세요.

정답은 '맞다'입니다.
틀렸다고 생각하는 사람은 반대쪽에서 본 왼쪽, 오른쪽을 말하고 있는 것뿐이니 신경 쓰지 않아도 됩니다.

그렇다면 앞장의 숫자 5개는 무엇이었나요?

정답은 앞 페이지에서 확인해보세요.

이런 시험을 통해서, 뇌의 메모를 여러 장 사용하는 것이 어떤 것인지 잘 알 수 있지 않을까 싶습니다.
'35261'이라는 숫자를 뇌에 메모해두고, '△' 문제를 생각합니다. 이는 뇌의 메모를 여러 장 사용하는 감각이 필요하며, 그것이 작업기억을 병행해서 사용하는 것입니다.

그렇다면 이번에는 '단어'에 관해 풀어봅시다.
다음 각각의 단어를 기억해주세요.

책상

백합

얼음

눈꺼풀

기억했나요? 그럼 이번에는

100에서 7을 5번 뺄셈해보세요.

나이가 몇 살이든 늦지 않은 뇌 훈련의 모든 것

답을 소리 내어 말해보세요.

추가로 다음 단어를 기억하고, 기억했다면 손으로 단어를 가려주세요.

후지산

이것을 뒤에서부터 거꾸로 말해봅니다.

답은 **산지후** 입니다.

그럼 앞서 기억한 4개의 단어를 소리 내서 말해보세요.

말할 수 있나요? 제대로 말했는지 앞 페이지로 돌아가서 확인해보세요.

제대로 말할 수 있거나 할 수 없다는 것은 아무래도 상관없지만, **뇌의 메모를 여러 장 사용**하는 것이 무엇인지는 이해했을 것입니다.

그리고 이런 힘이 저하되면 약속이 3~4개로 많아졌을 때, 그 중 하나가 누락되어 버리고, 2층에 무언가를 하러 올라간 것까지는 좋았는데, 무엇을 하러 왔는지 떠올릴 수 없다거나, 할 말이 생각나서 이야기를 시작했는데 대화 내용이 한번 어긋난 순간, 무슨 이야기를 하려고 했는지 잊어버리게 되는… 그런 일이 늘어나게 됩니다.

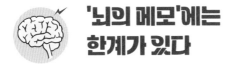

'뇌의 메모'에는 한계가 있다

지금까지 작업기억 과제를 체험해온 여러분이라면 자연스레 이해했겠지만, 뇌의 메모장(페이지) 수에는 한계가 있습니다.

무언가를 기억한 후에 실시하는 작업이 1~2개라면 어떻게든 처리할 수 있습니다. 하지만 그것이 3개, 4개로 늘어나면 힘들 어집니다.

그렇습니다. 우리 뇌의 메모는 기껏해야 3장에서 4장 정도. 즉 '이것', '저것', '그것' 정도는 동시에 처리하거나 순차적으로 처 리하는(이것을 한 후에 저것을 하고, 그 후에 이것을 하는 순차적 처 리) 것이 가능합니다. 하지만 그것을 넘어버리면 한도초과가 되 어, 나머지 일은 미봉책으로 일관하는 수밖에 없습니다.

그렇기 때문에 **작업기억 훈련의 목적은 이 메모장의 개수를 늘리는 것이 아니라, 3장 정도의 뇌의 메모를 제대로 사용하도록 하는 것입니다.** 이는 실생활에서 다이어리나 휴대폰의 체크리스트를 병용할지언정, 뇌의 메모를 제대로 사용할 수 있도록 하는 것입니다.

즉 '이것'이라는 **한 가지만을 단순하게 단련해봤자, 그것이 작업기억의 단련으로까지 이어지지 않습니다. 2개, 3개, 4개 정도의 다중 작업을 동시에 진행해야만 작업기억이 훈련됩니다.**

그래서 앞서 소개했듯이 여러 개의 업무(Task)를 멀티로 처리하는 종합직과 같은 포지션에 있는 사람일수록, 뇌가 단련되어 인지 기능이 저하되지 않는 것입니다.

예전에 나가노현 치노시(長野県茅野市)에서 6세부터 80세까지 1,300명 정도를 대상으로 작업기억의 힘을 알아보는 6종류의 시험을 진행한 적이 있습니다.

① 앞서 소개한 문제처럼 색과 문자가 일치하거나, 일치하지 않은 것을 색과 문자로 각각 읽는 스트룹 검사(Stroop test),
② 빨간색이 나오면 버튼을 누르고, 노란색이 나오면 버튼을 누

르지 않는 등, 조건이 변하는 GO/NOGO 검사, ③ 여러 곳에서 하나의 동그라미(○)안에 숫자가 차례대로 나타났다가 사라지고, 이것을 숫자 순서대로 누르는 기호 잇기 검사(Trail Making Test), ④ 숫자 뒤에서부터 거꾸로 읽기 검사, ⑤ 뒤에서부터 문자 거꾸로 읽기 검사, ⑥ 무언가를 기억하고 상관없는 작업을 한 후, 다시 떠올리는 검사까지 총 6종류의 시험입니다.

그 결과, 다른 연구와 마찬가지로 최고 득점은 20~25세 정도였고, 나이 듦에 따라 점수가 낮아졌는데, 40세와 60세 연령대에서 저하가 가속화됐습니다. 게다가 나이를 먹을수록 점수대의 분산이 컸는데, 즉 고령일수록 같은 연령대 안에서도 차이가 크게 벌어졌습니다. 그들은 **나이를 먹었음에도 20세와 같은 인지 기능을 보여주는 사람도 있는가 하면, 기능 저하가 큰 사람도 있었습니다.**

WHO(세계보건기구)는 2019년에 인지 기능 저하 예방에 관한 가이드라인을 발표했습니다. 그들은 운동, 금연, 지중해식 식단(건강하고 균형 잡힌 식사), 위험하고 유해한 음주 금지, 인지적 훈련, 과체중 및 고혈압, 고지혈증, 고혈당의 관리 등이 인지 기능 저하 예방에 도움이 될 수 있다는 가능성을 지적했습니다.

이 시점에서는 비타민 B, E, 다가불포화지방산(Polyunsaturated Fatty Acid), 복합보조제(Supplement)는 인지 기능 저하와 치매 리스크를 줄이는 데 추천할 수 없으며, 사회활동, 항우울증 약의 복용, 보청기 사용은 그 효과에 있어 증거가 충분하지 않다고 되어 있습니다.

그리고 그 이후의 보고에 따르면 수면이 인지 기능 저하 예방에 매우 중요하다고 합니다. 잠을 자는 동안 알츠하이머의 원인 물질인 아밀로이드베타(Aβ)가 씻겨 나간다는 것은 잘 알려져 있습니다. 일본인은 수면 시간이 적은 것으로 유명한데, 인지 기능을 위해서는 제대로 수면을 취해야 합니다.

이 밖에도 난청인 경우라면 적극적으로 보청기 사용을 고려해야 합니다. 보청기 사용은 수명을 연장시키고, 인지 기능 저하 예방에도 도움이 될 수 있다는 보고가 많이 나와 있기 때문입니다.

또한 치주병이 치매와 인지 기능 저하에 관여하고 있다는 지적도 예전부터 나오고 있으며, 최근에는 충치균이 인지 기능 저하와 치매에 관여한다는 지적도 있습니다.

혀의 강도와 유연성이 치매 선별검사(Screening Test) 성적과 관련이 있다는 내용도 알려져 있는 만큼, 구강 내 건강은 인지 기능에 중요합니다.

그렇기 때문에, 운동과 식사, 수면, 생활습관병(성인병)의 예방과 치료와 같은 건강 관리를 하면서 뇌를 단련해야, 인지 기능 저하 예방을 기대할 수 있을 것입니다.

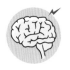

잘 안되어서 애쓰는 때야말로 전전두엽 영역은 활성화한다

여러분은 이미 뇌의 메모를 사용한다는 것, 작업기억을 사용한다는 것에 관해 충분히 이해했을 것입니다. 여기서 거듭 확인하는 의미로 뇌를 단련할 때 알아두어야 할 주의점을 한 가지 말해두겠습니다.

아무거나 상관없으니 적당한 숫자 4개를 떠올려, 4자리 숫자를 생각해보세요.

당연한 이야기지만 1, 2, 3, 4나 7, 7, 7, 7이나 3, 3, 3, 3 같은 숫자는 안 됩니다. 규칙이 없는 4자리의 숫자를 떠올려주세요. 휴대전화 뒤 4자리도 상관없습니다.

그러면 그 숫자를 뒤에서부터 말해보세요.

네, 정답입니다(웃음).

지금까지 이 글을 읽어온 여러분이라면 이와 같은 뒤에서부터 거꾸로 읽기 과제는 식은 죽 먹기일 것이라고 생각되는데, 이것이 바로 작업기억이고, 작업기억을 사용하는 것입니다.

앞서 여러분은 4자리의 숫자를 '뇌에 메모'했습니다.

그리고 뒤에서부터 거꾸로 읽어가는 작업을 했습니다.

기억과 작업, 작업과 기억, 이것이 워킹(작업) 메모리(기억)입니다.

잠시 머리에 정보를 기억해두고 거기에 조작을 더하거나, 혹은 무언가를 기억해두고 다른 일을 한 후 다시 그것을 떠올리는, 그런 작업은 귀찮습니다.

나이를 먹을수록 작업기억의 힘이 저하하기 때문에 이는 더욱 귀찮아집니다. 그렇다고 해서 귀찮다고 계속 뇌를 사용하지 않게 되면, 안 하고 말거나, 가능한 한 다른 사람에게 떠맡기려고만 하게 됩니다.

그것은 그 나름대로 주변의 힘을 키워주는 훌륭한 결정성 지능의 사용법이기는 하지만, 너무 그렇게만 하면 스스로의 작업기억 훈련의 기회를 잃어버리게 됩니다. 그렇기 때문에 이런 **귀찮은 상황에서 조금 더 참고 분발하는 것이 (작업기억의) 훈련이 되는 것입니다.**

또한 앞에서 다룬 숫자 뒤에서부터 거꾸로 읽기 과제를 실시할 때, 가능한 한 4자리보다 5자리가 좋고, 된다면 6자리 숫자가 더 좋은 것이고, 가능하면 할수록 자릿수를 늘리는 것이 좋다고, 물론 그렇게 생각하기 쉽습니다.

하지만 그런 생각은 스스로나 주변을 훈련시킬 때에 쉽게 잘못된 방향으로 이어집니다.

예를 들어, 제가 근무하는 대학교는 공학계라서 주변에 숫자를 다루는 데 뛰어난 사람과 복합구조 프로그램을 능숙하게 다룰 수 있는 사람들이 잔뜩 있습니다. 그런 사람에게 숫자 뒤에서부터 거꾸로 읽기 과제를 시키면 6자리, 7자리, 경우에 따라서는 10자리까지도 식은 죽 먹기로 쉽게 하는 사람도 있습니다.

대단하죠!

대단하지만 그들은 어떤 의미에서 불행합니다.

무엇이 불행하냐면, 8자리 숫자를 쉽게 처리하는 사람의 머리에 전전두엽 영역이 어느 정도 활성화되고 있는지 조사하는 장치를 달아서 보면, 5자리를 넘지 않으면 전전두엽 영역이 활성화하지 않는 것을 알 수 있습니다. 즉 전전두엽 영역 부위가 활성화하면 장치에 붉게 표시되도록 해놓아도, 이 사람의 전전두엽 영역은 이 정도로는 붉게 변하지 않는 것입니다.

그런데 4자리까지가 한계인 여러분은 4자리 숫자로도 전전두엽 영역이 활성화되어 장치가 붉게 변합니다. 즉 전전두엽 영역이 훈련되는 것입니다.

우리는 할 수 있게 되는 것을 목표로 하고는 합니다. 그것이 잘못된 것은 아니지만, 어떨 때에 우리가 단련되고 있는지를 따져 보면, **잘 안되어서 노력할 때, 잘 안되어서 애쓰고 있을 때야말로 전전두엽 영역이 활성화되고, 뇌가 단련됩니다.**

여담이지만 자녀나 손자, 부하직원이나 주변인이 무언가를 열심히 하고 있을 때에도, 잘될때보다 안되어서 애쓰고 있을 때야말로 뇌가 단련된다는 것을 확실히 알아주세요.

제 **2** 장

뇌를
단련하는
훈련

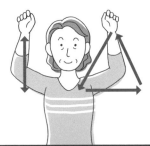

퍼즐을 풀며 작업기억을 단련시키자!

　지금까지 작업기억(두뇌 회전)에 관해 설명했습니다. 이 장에서는 작업기억을 사용하는 퍼즐을 이용해 뇌를 단련해보려고 합니다.

　반복해서 말하지만, 작업기억이란 단기기억의 한 종류로, 일시적으로 기억과 정보를 뇌에 보관하면서 다른 작업(행동한다, 행동을 멈춘다, 생각한다, 판단한다 등)을 실시하는 기능입니다. 뇌에서는 주로 이마 부근의 뇌, 전전두엽 영역이 이에 깊이 관여합니다. 이 부위의 발달로 인해 인간은 동물을 월등히 뛰어넘는 지적활동이 가능합니다.

　그러나 유감스럽게도 작업기억의 기능은 나이와 함께 저하하기 쉬우며, 20세 정도를 정점으로 떨어지기 시작해서 특히 60

세 이후에 크게 저하하는 경향이 있습니다. 그런 한편 작업기억 시험 성적은 작업기억 훈련을 통해 개선될 수 있습니다. 그렇기 때문에 잠시 기억하면서 이것저것을 해보는 퍼즐로 뇌를 단련시키려고 하는 것입니다.

여기서 3가지 부탁이 있습니다.

첫 번째 부탁은, 문제 수가 많지 않으므로, 단순히 문제를 풀고 나서 풀었다 못 풀었다로 끝내는 것이 아니라, 반복적으로 시행해서, 자연스럽고 원활하게 답을 말할 수 있을 때까지 반복하는 것입니다. 그러다 익숙해지면 무의식적으로 답이 나오게 되는데, 그렇게 될 것 같더라도, 뇌의 메모를 하나하나 제대로 사용해주기를 바랍니다. 이것은 이래서, 이렇게 된다는 식으로 사고의 과정을 뇌에 확실히 떠올리면서 실행해주세요.

두 번째 부탁은, **퍼즐을 사용한 뇌 사용법을 일상생활에서 활용하는 것입니다.** 작업기억의 힘이 저하하게 되면 뇌를 하나하나 의식하면서 사용하는 것이 귀찮아집니다. 그때야말로 뇌가 제대로 사고의 과정을 의식하도록 해서 일상생활을 훈련장으로 만들어주세요.

세 번째 부탁은, 몰라서 하기 싫어졌을 때 '아~ 생각하는 건 즐겁구나~'라고 말해보는 것입니다. 또한 문제를 다 푼

후에는 '머리 쓰는 거 재미있네'라고 말해보세요. 전전두엽 영역의 작용을 지탱해주는 것은 의욕이고, 나중에 설명하겠지만 이는 선조체(Striatum)의 활동입니다.

　퍼즐을 푸는 행동, 생각하는 일, 작업기억을 사용하는 것을 쾌감으로 연결함으로써, 작업기억의 힘은 강화되기 쉬워집니다. 그리고 그 비결은 '즐겁다', '재미있다'라고 말하는 것입니다. 제대로 암시를 걸어봅시다. 결과적으로 그 말은 사실이 될 것입니다.

① 피라미드 계산

메모장을 사용하지 말고 도전해봅시다.
이는 우리 뇌의 메모를 단련하는 문제입니다.

피라미드의 가장 아래에 있는 숫자와 그 숫자 오른쪽에 적힌
숫자를 머릿속에서 더합니다. 쉽게 답할 수 있는 방법도 생각
해봅시다.

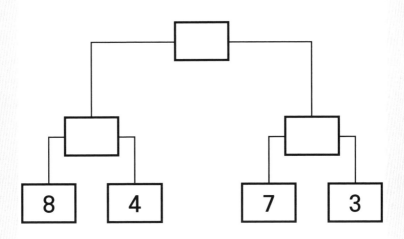

어렵다면
다른 종이에 메모해서
계산해봅시다.

* 맨 아래 칸부터 숫자를 더해서 피라미드를 완성해봅시다.

작업기억을 단련할 때에는 2가지 왕도가 있습니다.

난이도를 올려가면서 전전두엽 영역의 활성화가 유지되는 상태로 훈련하는 것, 또 하나는 자연스럽게 될 때까지 훈련을 반복하는 것입니다.

자연스럽게 될 무렵에는 전전두엽 영역이 진정화되는데, 그 방법으로도 작업기억의 힘은 강화된다고 알려져 있습니다.

이 책에서는 문제 개수가 한정되어 있기 때문에, 후자의 방법인 반복을 통해 자연스럽게 되도록 하는 방법으로 뇌를 단련해 보겠습니다.

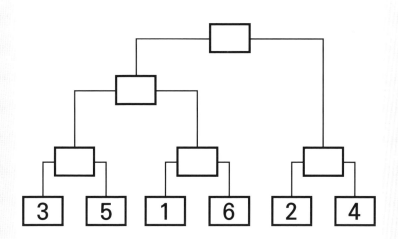

반복 도전으로
될 때까지
노력해봅시다.

② 초성으로 단어 맞추기[2]

다음의 초성을 보고 동물의 이름을 맞춰봅시다.

동물			
ㅎㄹㅇ		ㅌㄲ	
ㅇㅅㅇ		ㄷㄹㅈ	
ㄲㅁㄱ		ㅂㄷㄱ	
ㅊㅅㅁ		ㅋㅃㅅ	
ㅊㅅ		ㅋㄲㄱ	
ㅋㄱㄹ		ㄷㅅㄹ	
ㄷㅈ		ㅂㅇㄹ	
ㄱㅅㄷㅊ		ㄴㄱㄹ	

---

2) 원서에는 일본어 히라가나표를 참고로 해서 한 음절씩 당겨서 음을 말하는 문제가 나와 있습니다. 우리말에는 가나다 표기로 활용할 수 있는 적절한 테스트가 없어서 초성퀴즈로 대신했습니다. - 역자 주.

나이가 몇 살이든 늦지 않은 뇌 훈련의 모든 것

포인트!

　단어를 사용한 작업기억 훈련에서는, 작업기억에 강력하게 관여하는 전전두엽 영역 이외에 단어를 듣는 중추(베르니케 영역), 단어를 말하는 중추(브로카 영역), 그리고 그것을 연결하는 궁상얼기(arcuate fasciculus)가 자극받아서 말의 유창성(단어를 자연스럽고 부드럽게 사용하는 힘)을 단련하는 데 도움을 줍니다.

　이번에는 과일과 채소 문제입니다.

과일		채소	
ㅅㄱ		ㅇㅅㅅ	
ㅂㄴㄴ		ㄷㄱ	
ㅅㅂ		ㅌㅁㅌ	
ㅊㄹ		ㅁㄴ	
ㅍㅇㅇㅍ		ㅅㅊ	
ㅂㅅㅇ		ㅂㅊ	
ㅈㄷ		ㅅㄱㅊ	
ㅋㅇ		ㄱㄱㅁ	
ㅍㄷ		ㄷㅎㅂ	
ㄹㅁ		ㄱㅈ	

① 53·55페이지의 해답

문제의 숫자는 하나의 예시일 뿐입니다. 자유롭게 숫자를 바꾸면서 반복해서 도전해봅시다!

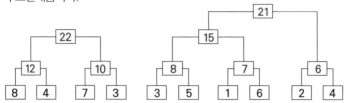

② 56페이지의 해답

동물			
ㅎㄹㅇ	호랑이	ㅌㄲ	토끼
ㅇㅅㅇ	원숭이	ㄷㄹㅈ	다람쥐
ㄲㅁㄱ	까마귀	ㅂㄷㄱ	비둘기
ㅊㅅㅁ	청설모	ㅋㅃㅅ	코뿔소
ㅊㅅ	참새	ㅋㄲㄱ	코끼리
ㅋㄱㄹ	캥거루	ㄷㅅㄹ	독수리
ㄷㅈ	돼지	ㅂㅇㄹ	병아리
ㄱㅅㄷㅊ	고슴도치	ㄴㄱㄹ	너구리

② 57페이지의 해답

과일		채소	
ㅅㄱ	사과	ㅇㅅㅅ	옥수수
ㅂㄴㄴ	바나나	ㄷㄱ	당근
ㅅㅂ	수박	ㅌㅁㅌ	토마토
ㅊㄹ	체리	ㅁㄴ	마늘
ㅍㅇㅇㅍ	파인애플	ㅅㅊ	상추
ㅂㅅㅇ	복숭아	ㅂㅊ	부추
ㅈㄷ	자두	ㅅㄱㅊ	시금치
ㅋㅇ	키위	ㄱㄱㅁ	고구마
ㅍㄷ	포도	ㄷㅎㅂ	단호박
ㄹㅁ	레몬	ㄱㅈ	가지

나이가 몇 살이든 늦지 않은 뇌 훈련의 모든 것

③ 숨어 있는 속담 찾기[3]

하나 더, 단어를 사용한 작업기억 훈련인 속담 찾기입니다. 지금부터 말하는 문장에 숨겨져 있는 속담을 찾아보세요.

그림 1번 문제

겨 자 울 며 기 먹

머릿속에서 문자를 재조합해서 속담을 찾아보세요.

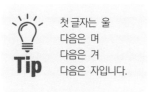
첫 글자는 울
다음은 며
다음은 겨
다음은 자입니다.

너무 간단한가요?

---

3) 원서의 일본어 속담을 한국어 속담으로 변경했습니다. - 역자 주.

그럼 하나 더

빈 수 레 더 가 요 란 다 하

순서를 바꿔서, 숨어 있는 속담을 찾아보세요.

첫 글자는 빈
다음은 수
다음은 레…

다음부터는 힌트 없이 해봅시다.

우 물 가 숭 늉 물 다 찾 는 서 에

순서를 바꿔서 숨어 있는 속담을 찾아보세요.
글자가 하나 남아도 괜찮습니다.

새우 싸움 에 다 고래 진 터

글자를 하나 추가해도 괜찮습니다.

④ 100칸 뺄셈

가로 열의 숫자에서 세로 열의 숫자를 뺀 숫자를 적어봅시다.

−	18	12	23	14	27	16	13	26	22	15
3										
4										
9										
1										
6										
5										
2										
10										
8										
7										

우선 첫 번째 표에서는 최대한 빨리 답을 적고 검산해봅시다.

다음 표에서는 필기구는 사용하지 말고 머릿속으로 계산해봅시다. 최대한 빨리 계산해보세요.

−	26	15	12	24	17	11	18	28	13	21
6										
2										
7										
3										
10										
4										
9										
1										
8										
5										

포인트!

'최대한 빨리'나 '마음을 담아서'와 같은 지시를 내리며 뇌 훈련을 실시하면, 전전두엽 영역이 마구마구 활성화됩니다. 그리고 꼭 이것이 자연스럽게 될 때까지 반복합시다.

③ 59·60페이지의 해답

겨 자 울 며 기 먹 → 울며 겨자 먹기

빈 수 레 더 가 요 란 다 하 → 빈 수레가 더 요란하다

우 물 가 숭 늉 물 다 찾 는 서 에 → 우물가에서 숭늉 찾는다
('물'을 뺍니다)

고래 새우 싸 움 에 다 진 터 → 고래 싸움에 새우 등 터진다
('등'을 추가합니다)

④ 61·62페이지의 해답

처음에는 적고, 다음에는 암산으로! 이번에는 속도 승부입니다.

검은색으로 적힌 기존 숫자를 자유롭게 바꿔가면서 여러 번 도전해봅시다.

--	18	12	23	14	27	16	13	26	22	15
3	15	9	20	11	24	13	10	23	19	12
4	14	8	19	10	23	12	9	22	18	11
9	9	3	14	5	18	7	4	17	13	6
1	17	11	22	13	26	15	12	25	21	14
6	12	6	17	8	21	10	7	20	16	9
5	13	7	18	9	22	11	8	21	17	10
2	16	10	21	12	25	14	11	24	20	13
10	8	2	13	4	17	6	3	16	12	5
8	10	4	15	6	19	8	5	18	14	7
7	11	5	16	7	20	9	6	19	15	8

--	26	15	12	24	17	11	18	28	13	21
6	20	9	6	18	11	5	12	22	7	15
2	24	13	10	22	15	9	16	26	11	19
7	19	8	5	17	10	4	11	21	6	14
3	23	12	9	21	14	8	15	25	10	18
10	16	5	2	14	7	1	8	18	3	11
4	22	11	8	20	13	7	14	24	9	17
9	17	6	3	15	8	2	9	19	4	12
1	25	14	11	23	16	10	17	27	12	20
8	18	7	4	16	9	3	10	20	5	13
5	21	10	7	19	12	6	13	23	8	16

⑤ 1부터 4까지의 숫자로 채워 넣자

1부터 4까지의 숫자를 하나씩 사용해서, 가로와 세로의 □ 안을 같은 숫자를 사용하지 않고 채워봅시다.

2		1	
	3		4

나이가 몇 살이든 늦지 않은 뇌 훈련의 모든 것

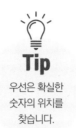
1		2	
	4		3

포인트!

　머릿속으로 이렇게도 해보고 저렇게도 해보면 뇌의 메모장(=
작업기억)이 단련됩니다.

⑥ 과거의 무언가가 숨겨져 있다

다음의 표 속에 추억의 '민속놀이**4)**'가 숨겨져 있습니다.

최대한 빨리 어떤 놀이가 숨겨져 있는지 찾아보세요.

가로, 세로, 대각선, 거꾸로로도 읽을 수 있습니다.
전부 7개의 놀이가 숨겨져 있으니 찾아보세요.
Tip

기	널	넘	숨
리	줄	기	바
날	기	먹	꼭
연	뜨	따	질
비	실	땅	이
닭	석	놀	강
싸	윷	치	강
쇠	렁	굴	기

나이가 몇 살이든 늦지 않은 뇌 훈련의 모든 것

다음의 표에는 '과자 이름5)' 7개가 숨어 있습니다.
찾아볼까요?

감	맛	기	찹
자	튀	동	쌀
뻥	소	꽈	산
미	깡	배	도
로	우	하	웨
빼	새	약	스
호	두	과	자
빼	리	유	토

나이를 먹으면 단어를 자연스럽게 사용하는 말의 유창함이 떨어집니다. 언어 영역을 자극해서 어휘력을 단련합시다.

---

4) 원서의 일본 놀이를 한국의 민속놀이로 변경했습니다. - 역자 주.
5) 원서의 일본 전통과자를 한국 과자로 변경했습니다. - 역자 주.

5 64·65페이지의 해답

정답은 몇 가지가 있습니다. 자기 나름의 해답을 찾아봅시다.

4	1	3	2
2	4	1	3
3	2	4	1
1	3	2	4

1	3	2	4
3	1	4	2
4	2	3	1
2	4	1	3

6 66·67페이지의 해답

여러분은 몇 개나 찾으셨나요?

(민속놀이)
숨바꼭질, 연날리기, 땅따먹기, 윷놀이, 실뜨기, 비석치기, 굴렁쇠

(과자 이름)
유과, 약과, 꽈배기, 뻥튀기, 새우깡, 맛동산, 호두과자

나이가 몇 살이든 늦지 않은 뇌 훈련의 모든 것

⑦ 고령자 대상 운전면허갱신 인지 기능 검사에 도전해보자

끝으로 75세 이상의 고령 운전자가 운전면허갱신 시에 실시하는 인지 기능 시험의 일부에 도전해봅시다.

① 다음의 그림 4개를 기억해주세요. (제한 시간 1분)

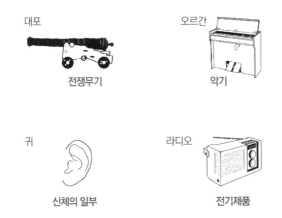

대포
전쟁무기

오르간
악기

귀
신체의 일부

라디오
전기제품

② 다음의 그림 4개를 기억해주세요. (제한 시간 1분)

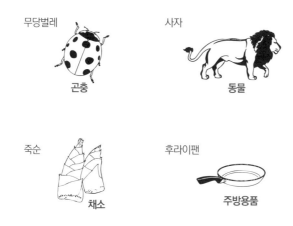

무당벌레

곤충

사자

동물

죽순

채소

후라이팬

주방용품

③ 다음의 그림 4개를 기억해주세요. (제한 시간 1분)

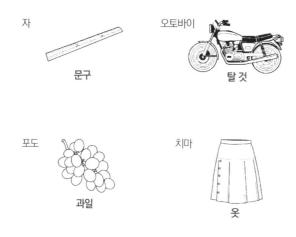

자

문구

오토바이

탈 것

포도

과일

치마

옷

④ 다음의 그림 4개를 기억해주세요. (제한 시간 1분)

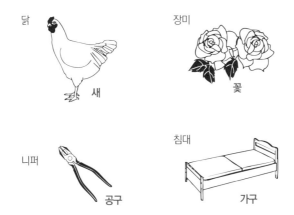

닭

새

장미

꽃

니퍼

공구

침대

가구

⑤ 다음 표의 '2와 5'에 사선을 그려봅시다. (제한 시간 30초)

⑥ 이어서 다음 표의 '1과 6과 8'에 사선을 그려봅시다. (제한 시간 30초)

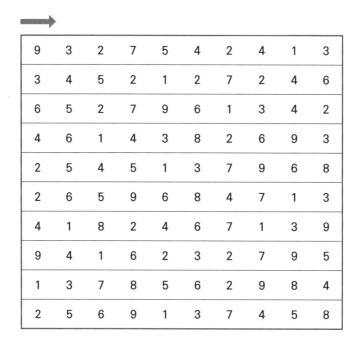

9	3	2	7	5	4	2	4	1	3
3	4	5	2	1	2	7	2	4	6
6	5	2	7	9	6	1	3	4	2
4	6	1	4	3	8	2	6	9	3
2	5	4	5	1	3	7	9	6	8
2	6	5	9	6	8	4	7	1	3
4	1	8	2	4	6	7	1	3	9
9	4	1	6	2	3	2	7	9	5
1	3	7	8	5	6	2	9	8	4
2	5	6	9	1	3	7	4	5	8

나이가 몇 살이든 늦지 않은 뇌 훈련의 모든 것

⑦ 앞 페이지에서 몇 장의 그림을 봤을 것입니다. 무엇이 그려져 있었는지 떠올려서 가능한 한 모두 적어봅시다.

1. _____
2. _____
3. _____
4. _____
5. _____
6. _____
7. _____
8 _____
9. _____
10. _____
11. _____
12. _____
13. _____
14. _____
15. _____
16. _____

⑧ 이번에는 각각의 힌트를 제시하겠습니다. 이것을 단서로 다시 한번, 무엇이 그려져 있었는지 떠올리면서 가능한 한 전부 적어주세요.

1. 전쟁 무기 _____

2. 악기 _____

3. 신체의 일부 _____

4. 전자제품 _____

5. 곤충 _____

6. 동물 _____

7. 채소 _____

8. 주방용품 _____

9. 문구 _____

10. 탈것 _____

11. 과일 _____

12. 옷 _____

13. 새 _____

14. 꽃 _____

15. 공구 _____

16. 가구 _____

이는 상당히 어려운 문제입니다. 그러나 이것은 '인지 기능 검사'에서 실제로 행해지는 시험이니 꼭 참고해주시기를 바랍니다.

작업기억을 단련함으로써, 무언가를 기억하면서 불필요한 일을 하더라도, 기억에 방해받지 않는 힘이 단련됩니다. 이 문제도 자연스럽게 풀 수 있을 때까지 반복해봅시다.

이참에 말해두는데 이 '인지 기능 검사'의 문제에는 4가지 유형이 있습니다. 경찰청 홈페이지[6] '인지 기능 검사'에서 알아볼 수 있으니, 자신이 인지 기능에 서투르다고 생각되는 분은 훈련해두면 손해는 보지 않을 것입니다. 그리고 인지 기능을 위한 학습법은 제3장을 확인해주시기 바랍니다.

---

6) 한국 경찰청 사이트에는 인지 기능 검사를 제공하지 않습니다. 일본은 다음의 링크와 같이 경찰청 사이트에 인지 기능 검사를 진행할 수 있는 자료를 제공하고 있습니다. - 역자 주.
www.npa.go.jp/policies/application/license_renewal/ninchi.html

몸을 사용하면서도
작업기억 훈련이 가능하다

머리를 쓰면서 몸을 움직이고, 작업기억을 단련합시다. 다음의 행동을 일상생활 속의 습관으로 만들면 좋습니다.

주먹 보자기 체조

① 한쪽 손을 '보자기'로 만들어서 앞으로 뻗고, 다른 한 손으로 '주먹'을 만들어서 가슴팍에 둡니다. 서서 해도 되고 앉아서 해도 상관없습니다.

② '보자기'를 만든 손을 가슴팍으로 끌어당기면서 '주먹'으로 바꾸고, '주먹'을 쥔 손을 뻗어서 '보자기'를 만듭니다. ①~② 동작을 박자감 있게 한동안 반복해봅시다.

주먹 보자기 체조

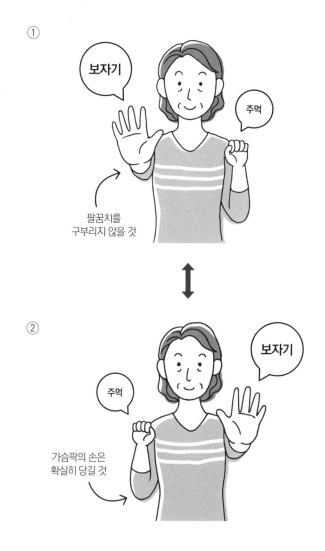

* 일상 속에서 계속 반복해서 동작이 익숙해지도록 헤봅시다!

부비부비 탁탁

한 손은 주먹을 쥐고 위아래로 움직이며 테이블을 두드립니다. 다른 한 손은 손바닥을 테이블위에 얹고, 앞뒤로 부비부비 문지릅니다. 동작이 익숙해지면 양손의 움직임을 서로 바꿔봅니다.

막대기와 삼각형

양손을 머리 옆으로 들고, 한 손으로는 '막대기' 모양을 다른 한 손으로는 '삼각형' 모양을 그리듯이 움직입니다. 서서 해도 되고, 앉아서 해도 괜찮습니다.

부비부비 탁탁

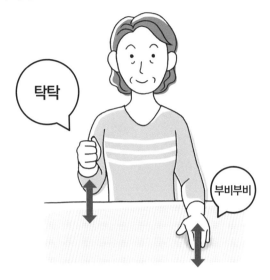

막대기와 삼각형

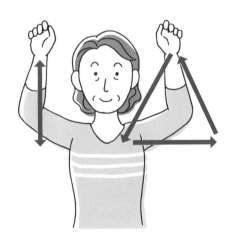

한 박자 늦은 가위바위보

① 주먹, 가위, 보자기를 상대방이 낸 이후에 일부러 지는 손 모양을 냅니다.

② 상대가 없어도 혼자서 할 수 있습니다. 오른손으로 주먹을 내면 왼손은 가위를 내서, 왼손이 지도록 한 박자 늦은 가위바위보를 해봅시다.

코와 귀 바꾸기 & 사이에 탁

① 우선 오른손으로 코를 잡고, 왼손으로 오른쪽 귀를 잡습니다. 재빠르게 좌우 손을 바꿔서 왼손으로 코를 잡고, 오른손으로 왼쪽 귀를 잡습니다. 이것을 교대로 반복합니다.

② 이어서 양손을 등 뒤로 돌려서 등을 '탁'하고 두드리는 동작을 중간에 끼워 넣어봅시다.

나이가 몇 살이든 늦지 않은 뇌 훈련의 모든 것

한 박자 늦은 가위바위보

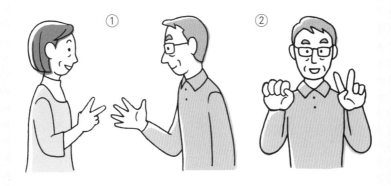

코와 귀 바꾸기 & 사이에 탁

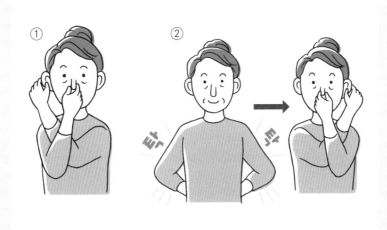

제 **3** 장

'기억이 안 나',
'나이 탓'
진짜 문제는?

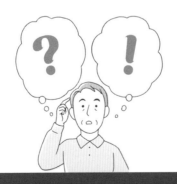

'이름이 기억나지 않아' 정말 기억력 저하가 문제인 것일까?

사람의 이름이 떠오르지 않는다,

배우 이름이 떠오르지 않는다,

나왔던 장면이나 다른 주변 배우들에 대한 설명만 하게 된다,

알고 있던 단어가 떠오르지 않는다,

아 나이 탓이야.

이것이 정말로 나이 듦으로 인한 기억력 저하만이 원인일까요?

여기서 질문입니다.

여러분은 시험공부를 할 때, 교과서를 본 것만으로 역사 속 인물이나 사건 그리고 연호 등을 바로 기억할 수 있었나요?

화학 기호는 어땠나요?

말할 것도 없이, 기억하려는 노력을 했을 것입니다. 메모장을 만들거나, 반복해서 말하며 외우거나 했지만, 그럼에도 좀처럼 만점은 받지 못했을 것입니다. 그리고 시험을 치고 반년 정도 지나면 기억했던 내용을 새까맣게 잊어버리고, 시험공부할 때 다시 공부하는 게 당연했을 것입니다.

기억이라는 것은 많은 신경 세포의 연결, 즉 연결망입니다. 이것을 기억 엔그램(Memory Engram, 기억 흔적)이라고 하고, **기억한다는 것은 이 기억 엔그램을 만든다는 의미입니다.**

쥐를 이용한 실험을 보면, 우선 쥐의 해마와 전전두엽 영역에 기억 엔그램이 만들어집니다. 전전두엽 영역의 기억 엔그램은 해마의 기억 엔그램이 보내는 신호를 받아들여서 성숙해집니다.

역으로 해마의 신경 엔그램은 시간이 지날수록 활동을 멈추게 됩니다. 원래 기억이란, 우선 해마에 만들어지고 그것이 대뇌신피질로 전송되는 것이라고 알고 있었지만, 처음부터 해마와 대뇌신피질에도 기억 엔그램이 만들어지고 그것이 서서히 전전두피질로 바뀌어가는 것입니다.

이는 추측인데, 전전두엽 영역에 만들어지는 기억 엔그램은 알고 있는 것 같은 느낌(A sense of knowing, 센스 오브 노잉)에 관여하고, 장기 기억에 관여하는 엔그램은 대뇌신피질의 다른 부위에 만들어지는 것이 아닐까 싶습니다.

그러면 전전두엽 영역의 엔그램은 이른바 색인(Index, 인덱스)입니다. 나이 든 사람이 '그거 아는 건데 떠오르지 않네…'라고 말하는 것은 알고 있는 느낌은 있지만, 구체적 기억 엔그램에 접속(Access, 엑세스)이 불가능한 상태인 것입니다. 그렇기 때문에 이를 회복하기 위해서는 재학습이 필요합니다. 이는 기억력의 문제가 아니라 제대로 재학습할 필요가 있는 것입니다.

결국 신경의 연결은 강력한 신호, 동시에 입력되는 신호, 반복되는 신호를 통해 강화되기 때문에, **반복적으로 학습하거나, 학습하는 내용에 크게 감명을 받거나, 큰 깨달음이 있거나, 제대로 사용해보거나, 지금까지 학습했던 내용과 연결이 보이거나 하지 않으면 강화되지 않습니다.**

더불어 관련된 지식이 풍부할 경우(잘 학습하고 있는 경우), 새로운 지식도 기존의 다른 지식 연결망(기억 엔그램)과 연결되기 쉬우며 그 연결망은 더욱 단단해집니다.

아무리 강하게 연결되어 있더라도, 다른 신경 연결망의 간섭을 받거나, 시간이 지남에 따라 연결이 약해지기도 합니다. 일찍이 기억했던 이름이나 단어도, 한동안 꺼내지 않으면 기억 엔그램이 소위 풍화되어 가는 것입니다.

그러므로 예전에는 술술 나왔던 이름이 떠오르지 않는다고 해도, 그것이 나이 듦으로 인한 기억력 저하의 문제인지, 단순한 학습, 복습 부족의 문제인지, 구별할 수 없습니다.

그런데 학습 부족의 문제는 얼마든지 대처가 가능하고, 그 대처 모델은 시험공부에 있습니다. 그리고 한 분야의 학습을 하면 할수록 그 분야에 대한 기억력은 강화됩니다.

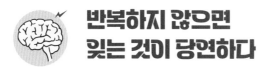

반복하지 않으면 잊는 것이 당연하다

에빙하우스 망각곡선 (Hermann Ebbinghaus : forgetting curve hypothesizes)

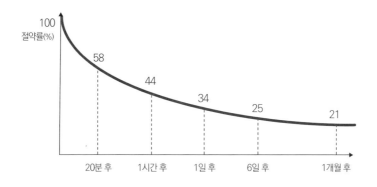

이 그래프는 유명한 에빙하우스 망각곡선입니다.

흔히들 착각하는데 이것은 '무언가를 기억했을 때 그것을 얼마나 잊어버리게 되는지'를 그린 그래프가 아닙니다. 우선 이는 무의미한 단어를 기억하는 것이기 때문에, 일반적인 학습보다 내용을 잊어버리기 쉽습니다.

또한 퍼센트는 일정시간이 지난 후, 단어를 얼마나 잊어버렸는지가 아니라, 이를 다시 기억해내는 데 얼마만큼의 시간과 횟수가 절약되는지를 보여주고 있습니다.

재학습까지의 시간이 20분 이내라면 기억했던 내용을 다시 한번, 완전히 기억해내는 데 시간과 횟수를 58% 절약할 수 있습니다. 1시간이 지나면 44%, 하루가 지나면 34%, 6일 후에는 25%, 1개월 이후에는 21%만을 절약할 수 있는 것입니다….

이는 당연합니다. 따라서 '한 번 외웠으니까 기억하고 있을 거야', '왜 기억나지 않을까? 이게 나이 탓일까?', '예전에는 알고 있었는데 떠오르지 않게 된 것은 나이 탓일까?'라고 생각하는 것은 바보 같은 이야기입니다.

누구나 나이와 상관없이 반복하지 않으면 잊어버리게 됩니다.

예를 들어 한자 같은 것은 요즘에는 직접 손으로 적지 않기 때문에, 읽을 줄 알아도 쓰지 못하게 되는 것이 당연하고, 획순이 뒤죽박죽이 되는 것도 당연합니다.

작업기억의 3가지 완충기 buffer란?

저는 중고등학생을 대상으로 하는 뇌 훈련 관련 서적의 감수를 많이 맡는데, 중고등학생 학습 출판사에서 기사를 의뢰하거나 감수를 의뢰하는 경우도 있습니다.

이렇게 젊은 사람이 대상인 경우에 잡는 커다란 주제 중 하나는, '어떻게 하면 효율적으로 기억할 수 있는가?'입니다.

휙 보기만 하면 기억되는 기적의 기억술이 있다면 기쁘겠지만, 물론 그런 것은 없습니다. '장소법[7]' 같은 흔히 있는 기억법도 효과적으로 사용하기 위해서는 일정한 훈련이 필요합니다.

---

[7] 장소법 : '기억의 궁전'이라고도 불리는데, 기억하고자 하는 대상을 궁전, 길, 상점 등과 같은 특정 장소와 연합시키는 부호화를 통해 단기기억에서 장기기억으로 전환되도록 하는 것입니다. - 역자 주.

따라서 '어떻게 하면 효율적으로 기억할 수 있을까?'라는 주제에 관해서, 작업기억의 성질로부터 고안해볼 수 있는 기억법을 제안하고 '어느 시점에 복습하는 것이 좋은가?', '어느 시점에 작업기억을 사용하는 것이 기억하기 쉬운가?'에 대해 설명하겠습니다.

이 이야기는 전부 여러분이 앞으로 무언가에 도전하고, 무언가를 기억하고, 몸에 익혀갈 때의 방법이 될 것입니다. 이것저것 잊어버렸을 때에 어떻게 학습해두면, 그 기억을 다시 한번 뇌에 정착시킬 수 있는가 …와도 일맥상통합니다.

우선은 작업기억의 완충기(기억 영역)에 관해 설명하겠습니다.

지금까지 이야기했듯이 작업기억이란 두뇌 회전으로, 뇌에 잠시 동안 어떤 메모를 해두고 이것저것 다른 생각을 하거나 다른 작업을 하는 것, 무언가를 기억한 후에 다른 일을 하고, 다시 기억했던 것을 떠올리며 작업을 계속하는 단기기억의 한 종류입니다.

뇌에서는 인간의 뇌로 진화하면서 거대화된 전전두엽 영역이라는 이마 부근의 뇌가 이 작업기억에 깊이 관여합니다.

머리를 사용하는 작업기억 관련 과제에서도, 몸을 사용하는 작업기억 과제에서도, 주어진 과제 처리 중에 전전두엽 영역이 활성화하는 것을 확인할 수 있습니다.

반대로 그 '과제에 숙달되면' 전전두엽 영역은 안정화됩니다. 전전두엽 영역은 회사에 비유하면 사장이나 임원과 같습니다. 회사가 제대로 돌아가고 있을 때는 사장이나 임원이 일에 참견할 필요가 없습니다. 그러나 위기 상황이 닥쳤을 때는 이들이 짠 하고 나타나서 활약하거나, 회사 시스템에 이런저런 재조정을 시도해야 합니다. 따라서 전전두엽 영역은 할 수 있을 것 같은데 할 수 없는 과제가 있을 때 활성도가 높아지고, 그 일이 쉬워지면 얼굴을 드러내지 않게 되는 것입니다.

이 작업기억에 대한 개념은 앨런 배들리(Alan Baddeley)라는 사람이 제안했습니다.

작업기억은 중앙 실행계와 기억 영역(완충기)으로 이루어져 있습니다. 기억계와 실행계를 겸비하고 있기 때문에, 이를 작업기억이라고 하는 것입니다. 뭐 여러분이라면 이미 실감해봤고 이해하고 있을 것입니다.

배들리는 작업기억의 완충기로 초기에 2가지를 제안했고 이후에 1가지를 추가로 제안했습니다.

최초로 제안한 2가지는 음운(音韻) 고리와 시공간 메모장입니다.

　까다로운 표현이지만, 요점은 '귀를 이용한 기억'과 '눈을 이용한 기억'이라는 것입니다.

　'음운 고리', '음운 고리', '음운 고리', '음운 고리'…라고 반복적으로 소리 내 읽어서 기억하는 방법이 '음운 고리'입니다. 눈에 새기듯이 시각적으로 기억하는 것은 '시공간 메모장'입니다.

　그러므로 무언가를 기억하고 싶을 때, 음운 고리와 시공간 메모장을 병용하면 기억하기 쉬워집니다. 소리를 반복해서 기억함과 동시에 눈에도 새기듯이 기억하는 것입니다.

　'시공간 메모장'으로 기억한다는 것은, 소리를 반복하면서, 눈에 문자를 새기는 것입니다. 즉 파워포인트 화면의 영상을 눈에 새기면서, 화자의 이야기를 귀에 남기는 것은 좋은 기억법입니다.

　배들리는 이후 2000년에 '일화적 완충기(Episodic Buffer)'라는 개념을 제안했습니다.

　파워포인트와 음성은 기억하기 쉽지만 멈춰 있는 화면에 불과합니다. 그런데 이것이 영상화되면 시계열(Time Series)을 가진 일화(Episode)가 되고, 기억하기 무척 쉬워집니다. 기억에

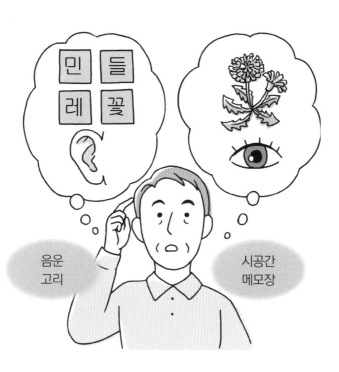

* 청각을 이용한 음운 고리와 시각을 이용한 시공간 메모장을 병용

강하게 관여하는 해마는, 오감의 정보를 합치는 것과 동시에 시계열 정보를 더하게 됩니다. 이것이 일화이며 일화형은 기억하기가 더 쉽습니다.

배들리가 제안했을 당시에는 아직 유튜브 같은 동영상 사이트가 없었지만, 이는 유튜브 영상 같은 표현(법)이 더 기억하기 쉽다는 것을 의미합니다.

요즘 아이들은 학습 어플리케이션을 적극 활용합니다. 유튜브 같은 동영상 공유 사이트와 실시간 응답이 가능한 어플리케이션 등…. 여러분도 무언가를 학습한다면, 이러한 툴을 사용해 더 효율적으로 학습할 수 있습니다.

다시 말하지만 학교 교육은 인지 기능을 높여줍니다. '전 세계적으로 치매를 줄이려면 학교를 세우는 것이 제일이다'라는 주장도 있었습니다. 여담 삼아 말하자면, 치매는 늘어나고 있지만, 시대별로 같은 연령층을 비교했을 때. 치매 출현율은 줄었으며, 학교 교육의 보급이 그 중요한 원인이라는 보고도 있습니다.

이처럼 **학습은 뛰어난 뇌 훈련입니다.** 업무에 도움이 되는 학습이든, 흥미가 있는 학습이든, 뇌 훈련이든 뭐든 좋으니 제대로 학습합시다. 그리고 이때 기억의 정착에 도움이 되는 것이 복습 시기입니다.

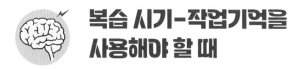

복습 시기-작업기억을 사용해야 할 때

인간은 망각의 동물이고, 기억은 사라져 갑니다. 그렇지만 **반복적으로 학습하면 기억은 정착됩니다.** 사라지기 시작한 기억도 복습을 통해 기억 엔그램이 다시 강화됩니다.

첫째로 중요한 것은 학습 직후입니다.

워싱턴대학교(University of Washington)의 헨리 뢰디거(Henry L. Roediger) 등 심리학 교수들은 피험자에게 250개 정도의 단어로 이루어진 외국어 문장을 암기하는 과제를 주었습니다.

그리고 피험자 그룹을 학습 방법에 따라 2개로 나누었습니다. 7분간 학습한 후, 다시 7분간 학습하는 '학습-학습' 그룹과, 7분간 학습한 후 시험을 실시하는 '학습-시험' 그룹입니다.

이 과정을 마치고 5분 후에 확인 시험을 실시하자 당연한 이야기지만, 공부를 많이 한 '학습-학습' 그룹의 성적이 더 좋다는 결과가 나왔습니다. 이 실험에서 각각의 성적은 '학습-학습' 그룹이 81%, '학습-시험' 그룹이 75%였습니다.

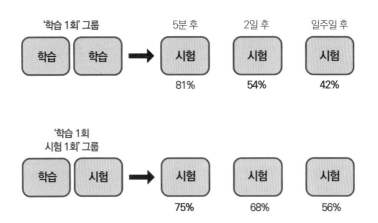

그러나 놀라운 것은 그 이후입니다. 이틀 후에 본 시험 결과에서는 (이 사람들에게는 5분 후의 시험은 실시하지 않았습니다) '학습-시험' 그룹이 역전했고, '학습-학습' 그룹의 성적이 54%인 것에 반해 '학습-시험' 그룹은 68%였습니다. 이 차이는 일주일 이후에도 이어져서 '학습-학습' 그룹의 성적은 42%인 것에 비해 '학습-시험' 그룹은 56%로 학습 직후에 시험을 실시한 그룹이 이후에 성적이 더 좋아졌습니다.

배워서 이해하면 그것으로 끝, 공부하면 그것으로 끝, 그렇게 끝내기는 아쉽습니다. 바로 그 자리에서 눈이라도 감고 내용을 떠올려 보면, 나중에 공부하기가 훨씬 수월해집니다. 기억이 정착하기 쉬워지는 것입니다.

떠오르지 않았던 사람의 이름을 알아냈다면, 눈을 감고 복습해 봅시다. 복습이 중요합니다. 다음에 다시 떠올리려는 노력을 할 바에야 한 번 알아본 후 기억해두는 일에 힘쓰는 것이 낫습니다.

이런 정보도 있습니다.

1시간의 강의 후 강의 내용을 복습하지 않을 경우, 30일 후에는 그에 관한 지식을 대부분 잃어버리게 된다고 합니다.

그러나 **강의 후 24시간 이내에 10분간 복습하면, 기억이 100%(강의 직후 상태)로 돌아갑니다. 그리고 강의 일주일 후에 2번째 복습을 하면, 5분 만에 기억을 되돌릴 수 있습니다.** 강의 1개월 뒤에 3번째의 복습을 하면 2~4분 만에 기억을 되돌릴 수 있습니다.

이를 DWM법이라고 해서 Day, 1일 후, Week, 일주일 후, Month, 1개월 후 복습하는 방법을 제창하고 있는데 이처럼 조금씩 복습 간격을 늘려 가면 기억을 장기간 유지하는 것이 쉬워집니다.

나이가 몇 살이든 늦지 않은 뇌 훈련의 모든 것

무언가를 기억할 때에 목표(Goal)가 있는 경우가 있습니다. 기말고사까지 외운다든가, 1개월 후에는 사원들이 회사의 비전을 공유하도록 하고 싶다거나 하는 것 말입니다. 그렇지만 바빠서 복습이나 재교육을 1번 밖에 못하는 경우도 많습니다.

그럴 때, 언제 복습하는 것이 가장 효율적일까요?

캘리포니아대학교(University of California)의 해롤드 패실러(Harold Pashler) 등 교수들은 외국어 단어의 의미를 기억하는 과제로 복습-시험 시기(간격 2)를 고정하고, 학습-복습의 기간(간격 1)을 이렇게 저렇게 조작하는 실험을 실시했습니다.

그 결과는 조금 복잡한데 **'학습 후 복습까지의 간격' ÷ '복습부터 실전까지의 간격' = 0.1~0.3일 때 정답률이 가장 높아졌습니다.**

알기 쉽게 0.2라는 값을 사용해보면 '학습 후 복습까지의 간격' 대비 '복습 후 실전까지의 간격'이 1대 5가 됩니다. 즉, 학습 후 시험까지의 기간을 6으로 나누면 거의 최적의 복습 시기가 계산되는 것입니다.

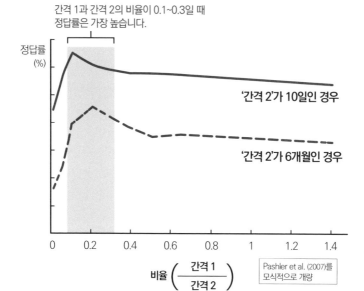

외국어 단어의 의미를 기억하는 과제에 대한 실험

간격 1과 간격 2의 비율이 0.1~0.3일 때
정답률은 가장 높습니다.

정답률
(%)

'간격 2'가 10일인 경우

'간격 2'가 6개월인 경우

0   0.2   0.4   0.6   0.8   1   1.2   1.4

비율 (간격 1 / 간격 2)

Pashler et al. (2007)를
모식적으로 개량

　예를 들어, 2개월 후 즉 60일 후가 목표 시기라면, 60일을 6
으로 나눈 10일 이후 정도가 복습하기 좋은 시기입니다. 중간
고사와 기말고사는 대체로 2개월 간격으로 실시되기 때문에 대
략 중간고사를 치르고 그다음 주에 복습하는 것이 가장 좋은 것
입니다.

　또한 1년 후가 목표라면 6으로 나눠서 2개월 후. 정확하게 기
말고사와 중간고사가 끝난 이후에 확실히 복습해두면, 1년 후에
는 공부가 엄청나게 편해집니다.

나이가 몇 살이든 늦지 않은 뇌 훈련의 모든 것

뭐, 알기 쉽게 말하자면 평소에도 여러분이 시험을 앞두고 공부했을 때처럼 학습하라는 뜻입니다.

이번 장을 읽고 '새삼스럽지만 이렇게 공부했으면 좋았을 텐데…'라고 생각되는 부분까지도 포함시킨 학습법으로 공부하는 것이 60대 이후의 학습에도 도움이 됩니다.

이는 제대로 기억해둔다는 의미에서 건망증의 대책도 되고, 뇌 훈련 기량의 향상에도 도움이 됩니다.

잊어버리면 '나이 탓'이라고 한탄하기 전에 재학습할 것. 그것이 뇌가 훈련되는 것입니다.

제 **4** 장

생활 속에서
뇌를 지키는
방법

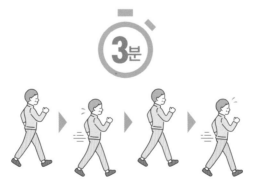

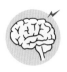

생활 속에서 뇌를 지키는 기본 – 충분한 수면이 가지는 힘

이미 말해버렸지만, 생활 속에서 뇌를 지키고 단련하는 기본은 운동, 금연, 지중해식 식단(139페이지 참조) 같은 건강하고 균형 잡힌 식사를 하는 것, 위험하고 유해한 음주를 하지 않는 것, 인지적 훈련을 하는 것, 과체중, 고혈압, 고지혈증, 고혈당을 예방하고 치료하는 것입니다. 그리고 구강위생 등 치아 건강도 유지해야 합니다.

더불어 충분한 수면이 기본입니다. 수면 중에 알츠하이머의 원인 물질인 아밀로이드베타가 씻겨 나간다고 알려져 있으며, 일본인은 수면 시간이 적은 것으로도 유명하니 제대로 잠을 자야 합니다.

자신의 수면 시간이 충분한지 알아보는 간단한 기준은 일주일간의 수면 시간을 체크하는 것입니다. 예를 들면, 월요일부터 금요일까지는 매일 6시간, 휴일인 토요일, 일요일은 9시간 정도 잠을 잔다고 합시다.

그러면 토요일, 일요일의 수면 시간인 9시간은 월요일부터 금요일까지의 수면이 충분하지 않아서 그만큼을 보충하고 있다고 생각할 수 있습니다. 그리고 이런 것을 '수면 부채를 갚는다'라고 합니다.

이 경우 일주일간, 즉 7일간의 수면 합계는 $(6시간 \times 5) + (9시간 \times 2) = 48시간$이 됩니다. 그러면 $48시간 \div 7$로 다시 나누면, 적어도 하루에 7시간 정도는 잠을 자야 좋다는 것이 됩니다.

원래부터 일본인의 수면 시간은 해외 국가에서 봤을 때 짧고, 이에 따라 만성적인 수면 부족이 의심됩니다. 그렇기 때문에 더욱 충분히 잠을 자는 편이 좋습니다. 아마 매일 7시간 정도 잠을 잔다고 해도, 토요일과 일요일에 수면 시간의 연장이 발생할 것이니, 최소한 평일에 7시간만큼은 자는 것이 좋다는 뜻입니다.

그러나 고령자인 경우에는 8시간 이상 누워 있으면 생체 리듬이 망가지기 때문에, 8시간 정도가 최대 수면 시간입니다.

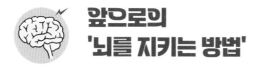

앞으로의 '뇌를 지키는 방법'

지금까지 일상생활 속에서 인지 기능(두뇌 회전)을 지키는 방법에 대해 설명했습니다.

그런데 알츠하이머의 원인 물질인 아밀로이드베타를 줄이는 약(Lecanemab, 레카네맙)이 인가되어, 조기 알츠하이머 환자에게 2주일에 한 번 18개월간 링거를 맞게 하면 악화도가 27% 억제되며, 이것은 알츠하이머의 진행을 6개월 정도 늦출 수 있다고 보고되어 있습니다.

링거는 번거로운데, 주사를 이용하는 방법도 효과는 링거와 동일하다는 보고가 있으니, 주사를 이용한다면 번거로움은 줄어들 것입니다.

또한 이것은 레카네맙보다 앞선 아두카누맙(Aducanumab)이라고 하는 약에 관련된 이야기인데, 아두카누맙 투여 시에 초음파를 쬐면, 뇌로 약이 침입하는 것을 방해하는 혈액뇌장벽이 느슨해져서 뇌로 약이 전달되기 쉬워지고, 결과적으로는 아밀로이드베타의 감소 효과가 커진다고 하니, 여러 가지로 기대가 됩니다.

또한 **아밀로이드베타의 축적은 알츠하이머 증상이 나타나기 20년 전부터 시작된다**는 사실이 알려지고 있습니다.

따라서 조기 알츠하이머가 아니더라도, 아밀로이드베타의 축적이 확인된다면, 예방의 개념으로 약을 투여하는 것도 고려할 수 있습니다. 사실은 현시점에서 이미 이러한 방법의 임상 시험이 진행되고 있고, 결국에는 사용 가능해질 것입니다.

이 경우, 아밀로이드베타의 축적을 확인하기 위해서는, 골수액을 채취하거나, 아밀로이드베타 이미징제(Imaging agent)를 사용해서 아밀로이드베타에 표식 처리를 해 PET(Positron Emission Tomography, 양전자단층촬영술)로 조사해야 하기 때문에, 대상자의 신체적 부담과 금전적 부담이 커지게 됩니다.

이에 시마즈 제작소(島津製作所)에서는 간단한 혈액 검사 방법을 개발했으며, 이 방법과 레카네맙의 조합으로 치매의 조기 발견과 조기 치료가 가능하지 않을까 기대하고 있습니다. 단, 지금 상황에서는 레카네맙을 사용할 경우 보험을 적용하더라도

나이가 몇 살이든 늦지 않은 뇌 훈련의 모든 것

연간 300만 엔(원화 약 2,700만 원) 정도 비용이 발생하는 것이 애로 사항입니다.

　2015년에 어린 쥐의 혈액을 노령인 쥐에게 수혈하면 노령인 쥐의 뇌와 몸이 모두 젊어진다는 연구 결과가 보고되어, 큰 화제를 불러일으켰습니다. 일본에서는 그다지 화제가 되지 않았지만, 그 해에 잡지 '사이언스'는 세계 10대 발견으로 이것을 선정했습니다.

　이 연구자는 왜 그렇게 되는지에 대해서 지금까지 조사를 이어오고 있으며, 2023년에는 '혈소판인자 PF4(Platelet Factor-4, 혈소판 제4인자)'가 인지 기능 향상에 도움이 될 가능성에 대해 보고했습니다. 나이를 먹으면 PF4가 감소하는데, 이를 보충하면 인지 기능이 향상된다는 것입니다.

　운동을 통한 인지 기능의 유지 향상에도 이 PF4가 관여한다고 보고되고 있으며, PF4는 젊어지는 항노화 물질로 이름을 올리고 있습니다.

　이 밖에도 최근에는 인터넷 광고에서 볼 수 있듯이, NMN(Nicotinamide mononucleotide, 니코틴아미드 모노뉴클레오티드), 클로토(Klotho) 등, 나이 듦에 따라 감소하는 물질의 보충을 통해, 실험적으로는 성공적인 항노화 케이스가 나오기도 하고, 사라지기도 하며 다양하게 보고되고 있습니다.

뇌력 뇌의 힘, Cerebral power을 키우는 방법은 앞으로도 진화할 것이다

십수 년 전부터, 뇌로 전기 자극을 보내 뇌력 키우기를 도모하는 시도도 진행되고 있습니다.

최근에는 보스턴대학교(Boston University)의 셜리 글로버(Shelly Glover) 등이 65세 이상 150명을 대상으로, 매일 20분간 4일 연속으로 뇌에 전기 자극을 주는 시험을 실시했습니다. 그 결과, 적어도 1개월 정도는 이들의 기억력이 개선되었다고 보고하고 있습니다.

피험자는 실험자가 20개의 단어가 적힌 리스트를 읽어주는 것을 들은 후, 그 단어들을 즉시 떠올려보는 과제를 실시했습니다. 그리고 그때 실험자들이 전기 자극을 받도록 했고, 이것을 하루 5번 반복하는 실험을 4일간 시행했습니다.

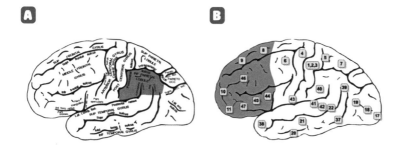

결과적으로 하두정소엽(그림 A)에 4Hz의 전기 자극을 준 경우에는, 리스트의 앞부분에 포함된 단어를 상기해내는 능력이 개선되었고, 전전두엽 영역(그림 B)에 60Hz의 전기 자극을 준 경우에는, 리스트의 마지막 부분에 포함된 단어를 상기해내는 능력이 개선되었다고 합니다. 특히 인지 기능이 원래부터 낮은 경우에 개선 효과가 컸다고 합니다.

단, 작업기억 훈련에서 주로 활성화하는 것은 전전두엽 영역이며, 상상력이 필요한 문제의 경우에는 하두정소엽이 활성화하기 때문에, 전기 자극법이 아니더라도 상관없다고 생각되기도 합니다.

그러나 근력 훈련의 경우라면, EMS(Electrical Muscle Stimulation) 같은 전기 자극도 유용하므로 이 부분도 기대할 수 있

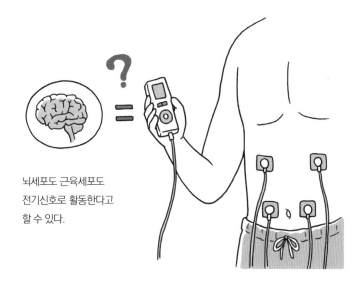

뇌세포도 근육세포도
전기신호로 활동한다고
할 수 있다.

을 것 같습니다.

조금 특이한 곳에서는 치매에 걸린 쥐의 변을, 그렇지 않은 (정상) 쥐에 이식했더니, 정상 쥐가 치매 증상을 보였다고 보고하기도 했습니다. 현재 다양한 치료분야에서 분변 이식을 시도하고 있으니, 건강한 변의 이식이 치료에 도움 되는 날이 올지도 모르겠습니다.

그리고 보면 최근에 '변 이식으로 운동을 좋아하게 된다?'라는 연구도 화제가 되었습니다. 운동 능력이 뛰어난 쥐에게는 '지방산 아미드(Fatty Acid Amide)'라는, 물질 분비에 매우 뛰어난 장내 세균 집단이 존재하는데, 그 덕분에 도파민 분비가 쉬워져서 러너스 하이(Runner's high)[8]를 느끼기 쉽다고 합니다. 여기에 유전 요인은 관여하지 않는다고 하는데 그야말로 '무적의 장내 세균!'입니다.

다양한 도전은 연구자의 과업이기도 하니, 여러 가지로 기대하면서, 건강에 주의를 기울이고 두뇌를 제대로 사용하도록 합시다.

---

8) 러너스 하이(Runner's High)란 통상 30분 이상 달릴 때 얻어지는 도취감, 혹은 달리기의 쾌감을 말합니다. - 역자 주.

3분마다
'빨리 걷기'와 '천천히 걷기'를
반복하는 것을 추천

　앞서 운동이 인지 기능 저하 예방에 도움이 된다는 것은 설명했습니다.

　그런데 이를 조금 더 구체적으로 이야기해보면, 운동을 하면 간장에서 간장독(Hepatotoxin)이라고 하는 케톤체(ketone bodies)의 하나인, 베타-하이드록시부티르산(β-hydroxybutyric acid)의 분비가 증가합니다.

　또 근육에서는 미오신(Myosin)이 분비되고, 인슐린, 인터루킨 6(Interleukin 6), 카뎁신 비(Cathepsin B), 유산 등이 분비되며, 이들이 혈액뇌장벽(Blood-brain barrier)을 통과하게 되면, 해마에서는 뇌유래신경영양인자(BDNF, Brain-derived neuro-trophic factor)를 증가시켜, 신경 가소성이 증가해 해마를 크게 만듭니다. 그리고 커진 해마에서는 세포신생을 증가시킵니다.

셀레늄(Selenium) 역시 운동의 작용에 관여하고 있고, 그뿐 아니라 운동은 뼈까지도 자극해줍니다. 뼈에 자극이 가해지면 오스테오칼신(Osteocalcin)이라고 하는 물질의 분비가 증가해서, 인지 기능 개선에 도움이 될 수 있다고 합니다.

그런 이유로 어떤 운동이든 간에 백 마디 말보다 한 번의 행동이 중요하긴 하지만, 그중에서도 **제가 추천하는 것은 3분 간격으로 '빨리 걷기'와 '느리게 걷기'를 반복하는 '인터벌 경보'**(일본의 NPO법인 주쿠넨 체육대학 리서치 센터(JTRC)[9] 추천)입니다.

운동 방식은 118페이지 그림과 같이 빠릿빠릿하게 걷는 '빨리 걷기'를 3분 정도 계속한 후 호흡을 가다듬으면서 '천천히 걷기'를 3분간 실시하는 것입니다.

일주일 동안 '빠릿빠릿하게 걷기'의 합계시간은 90분을 기준으로 합니다. 이 합계시간이 확보되면 근육 훈련 효과가 나타나고, 혈압도 저하됩니다. '빠릿빠릿하게 걷기'를 3분씩 계속하는

---

9) NPO법인 주쿠넨(熟年, 숙년) 체육대학 리서치 센터(통칭 : JTRC, www.jtrc. or.jp)는 중장년 건강 비법을 학술 면과 인재육성 등을 통해서 지원하는 기관입니다. – 역자 주.

인터벌 경보의 예

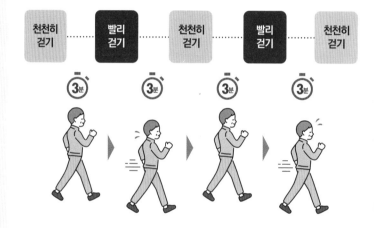

나이가 몇 살이든 늦지 않은 뇌 훈련의 모든 것

것이 어려운 경우에는 2분으로 단축해도 상관없습니다.

'빠릿빠릿하게 걷기'라는 것은 있는 힘을 다해 걷는 것이기 때문에 그다지 여유는 없겠지만 (여유가 있다면 더 강도 있게 해야 합니다), **천천히 걸을 때에는 흔들고 있는 손으로 가위바위보를 하면 뇌 훈련 효과가 높아집니다.**

제일 먼저 앞으로 나간 손이 주먹이면 다음 손은 보자기, 그다음은 가위를 내서 계속 이기도록 합니다. 이것이 익숙해지면 그다음에는 지는 순서로 가위바위보를 합니다. 처음 시작할 때, 그리고 익숙해지고 어느 정도 시간이 흐르면 다시 머릿속이 혼란스러워지기 때문에 좋은 뇌 훈련이 됩니다.

밖에 나가는 것이 귀찮다면 제자리 걷기도 괜찮습니다. 허벅지를 확실히 올리면서 걸으면 에너지 소비는 밖에서 걷는 것과 비슷합니다.

단, 스텝퍼 같은 운동도 그렇지만, 실내운동은 어느 정도 지속하면 지겨워집니다. 풍경이라도 바뀌지 않으면 좀처럼 계속하기 어려우니, 가능하면 외부나 체육관에서의 걷기 운동을 추천합니다.

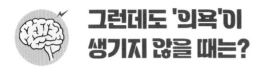

그런데도 '의욕'이 생기지 않을 때는?

앞에서 '변 이식으로 운동을 좋아하게 된다?'라는 주제의 연구를 소개했습니다.

그것은 아직 현실적인 이야기도 아니고, '새삼스럽게 이야기하지 않아도 운동이 중요하다는 것은 알고 있다', '하지만 의욕이 안 생긴다', '지속하지 못한다'… 같은 고민을 안고 있는 사람이 많을 것입니다.

이렇게 말하고 있는 저도 그중 한 사람입니다. 잘난 척할 정도로 운동을 지속하고 있는 것은 아니지만, 그래도 '의욕'의 구조 (짜임새)에 대해서는 그나마 잘 알고 있기 때문에 의욕적인 태도가 될 수 있는 힌트를 알려드리겠습니다.

나이가 몇 살이든 늦지 않은 뇌 훈련의 모든 것

'의욕'에 깊이 관여하는
뇌의 '선조체'

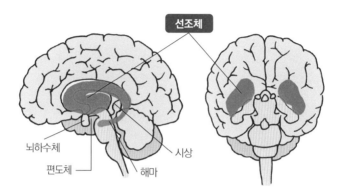

여러분의 뇌 속에는 그림과 같이 좌우 대칭인 선조체(Stria-tum)라는 부위가 있습니다. 딱히 붉은색은 아니지만 이 **선조체 는 의욕에 깊이 관여한다고 알려져 있습니다.**

선조체는 운동과 행동의 개시와 유지에 관여하는 대뇌 기저핵의 일부입니다. 선조체의 복측에는 측좌핵(Nucleus Accumbus) 이라고 불리는, 쾌감에 강하게 관여하는 부위가 있으며, 복측피 개영역(Ventral Tegmental area)이라고 하는 도파민 세포의 시작지점으로부터 투영되고 있습니다.

간단히 설명하자면 선조체는 행동과 쾌감을 연결해주고 있는 것입니다. 만약, 아이가 착한 일을 했을 때 엄마가 칭찬해주면, '착한 일을 하면 칭찬받는다', '착한 일을 하면 칭찬받는다'라는 생각이 연결되고, 이것이 반복되면 **'착한 일을 해볼까' 하고 생 각하는 것만으로도 선조체는 발화하게 됩니다.** 어떻게 하면 칭찬받는지에 대한 예측적인 결합이 만들어져서, 그 전조를 감 지하게 되면 '의욕'에 불이 붙는 것입니다.

따라서 의욕적이 될 수 있는 가장 쉬운 방법은, 행동과 쾌감을 연관시키는 것입니다. 운동을 하면 좋은 일이 생긴다, 칭찬받는 다, 뇌 훈련을 하면 문제가 풀리는 쾌감을 맛볼 수 있다, 칭찬받 는다…그런 것이 반복되면 걷기 훈련을 해볼까, 뇌 훈련을 해볼 까라고 생각하는 것만으로도 선조체가 예측적으로 발화해서 '의 욕'이 생기게 됩니다.

그렇지만 그렇게 쉽게 좋은 일은 일어나지 않고, 좋은 일이 생기더라도 잊어버리며, 칭찬이 보상으로 이어지는 것도 아니 고, 뇌 훈련도 마음처럼 되지 않아서 풀이 죽는 일이 있을 것 입니다.

그리고 그렇기 때문에 걷기 운동을 할 의욕이 안 생기거나, 뇌 훈련을 할 마음이 안 생기는 날이 찾아옵니다. 그런 날을 조금 이라도 줄이고 싶다면, 걷기 운동이 한창일 때에는 '멋진 경치야~', '공기가 맛있네!', '운동하면 기분이 좋구나~' 생각하고, 끝난 후에는 '아, 재미있었어', '또 가야지!'라는 식으로 **행동과 쾌감을 연관시키는 기회를 늘려 놓아야 합니다.** 이는 뇌 훈련에서도, 학습에서도 마찬가지입니다.

'노력을 칭찬하는' 것도
중요한 뇌 훈련인 것
알고 있나요?

스탠포드대학교의 심리학자 캐롤 드웩 등 연구자들은 초등학교 5학년 학생 400명 정도를 대상으로 재미있는 실험을 진행했습니다.

우선 그들은 아이들에게 비교적 간단한 도형 퍼즐 문제(실제로는 IQ테스트)를 주었습니다. 그리고 시험 종료 후, 아이들에게 점수를 전달하고 칭찬했습니다. 성적과 상관없이 한 명 한 명의 아이들을 칭찬하고, 칭찬으로 이들을 성장시키려는 것입니다.

이때, 절반의 아이들에게는 '와, 90점이네. 너 머리가 좋구나'라고 구체적으로 그 아이의 총명함이나 소질을 칭찬합니다. 한편 나머지 절반의 아이들에게는 '대단한데, 90점이네. 엄청 열심히 했구나'와 같이 노력과 최근의 행동을 칭찬합니다.

이 아이들은 90점이든, 60점이든 똑같이 칭찬합니다. 이때, 이 노력과 행동에 대해 칭찬받은 2군의 아이들은 성적이 고르게 분포할 수 있도록 무작위로 선정해두었습니다.

이후 아이들에게 2종류의 시험(퍼즐)을 주고 아무거나 마음에 드는 것을 풀라고 했습니다.

한쪽은 처음의 퍼즐보다 어렵지만 해보면 상당히 공부가 되는 퍼즐, 다른 한쪽은 처음에 푼 것과 마찬가지로 쉽게 풀 수 있는 퍼즐입니다. 그렇게 설명한 후 선생님은 자리를 뜹니다.

그 결과, 총명함을 칭찬받은 아이들의 4분의 3이 쉽게 풀 수 있는 퍼즐을 선택했다고 합니다. 또 한편으로 노력을 칭찬받은 아이들의 90% 가까이는 처음보다 어려운 퍼즐에 도전했습니다.

드웩에 따르면 노력을 칭찬받은 아이들은 노력을 한층 더 인정받고자 어려운 문제에 도전하지만, 총명함을 칭찬받은 아이들은 자신을 총명하게 보여주기 위해, 또는 총명하다는 평가를 지키기 위해 틀리는 것을 두려워하게 된다고 합니다.

이것은 '너는 원래 똑똑해', '공부를 잘할 거야', '역시 머리가 좋네'라는 칭찬 방법이 아이들의 도전 정신과 노력 의지를 빼앗아버릴 가능성이 있다는 것입니다. 자신의 과거 학력과 경력에 집착하는 것도 이와 마찬가지입니다.

이제 그 후에는 아이들에게 아주 어려운 퍼즐을 주고, 그 모습을 관찰했습니다. 초등학교 5학년에게 중학교 3학년 수준의 퍼즐을 주는 것입니다.

그럼 **총명함을 칭찬받은 아이들은 비교적 빨리 포기하는데 반해, 노력을 칭찬받은 아이들은 쉽게 포기하지 않고 어려운 문제를 열심히 파고들었습니다.**

시험을 모두 치른 후에는 아이들에게 다른 사람의 시험 성적(퍼즐 답변)을 볼 기회를 줍니다. 그때 자신보다 성적이 좋았던 사람의 답안지를 볼지, 자신보다 성적이 안 좋은 사람의 답안지를 볼지를 선택하게 합니다.

그 결과, 노력을 칭찬받은 아이들은 자신보다 좋은 성적의 답안을 보려고 하는 경향이 강했고, 역으로 총명함을 칭찬받은 아이들은 거의 전원이 자신보다 성적이 나쁜 아이들의 답안을 보려고 했습니다.

이는 드웩에 따르면 총명함을 칭찬받은 아이들은 자신보다 성적이 나쁜 사람을 찾아내서 자존심을 지키려 한다는 의미였습니다.

총명함을 칭찬받은 아이는 거만해지고,
노력을 칭찬받은 아이는 노력한다

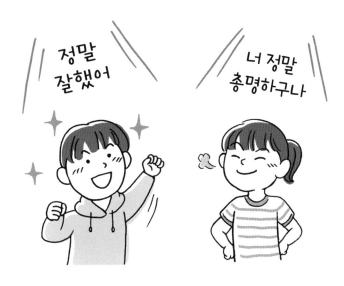

또한 총명함을 칭찬받은 아이들은 시험 결과에 대한 속임수를 쓰는 경우도 많았다고 합니다….

칭찬으로 아이들의 자존심을 키우는 것은 매우 중요합니다.

지금까지 칭찬받을 환경이 아니었거나, 현재 매우 의기소침한 상태인 경우에는, 소질이든, 노력이든 머리카락의 길이나 신고 있는 신발 등 무엇이든 상관없으니 아이를 칭찬해주어 자존심을 회복시켜야 합니다.

그러나 일정 정도까지 자존심이 회복되었음에도, 아이들의 총명함을 계속해서 칭찬하는 행위는 아이들이 자신보다 뒤처지는 아이를 찾아내서 자신의 총명함을 확인하고자 하는 보잘것없는 동기를 만들게 됩니다.

드웩은 괴롭힘도 마찬가지로 깔보이는 상대, 차별할 상대를 괴롭히는 행위를 통해 자존심을 유지하려고 하는 것이라고 주장합니다.

그리고 드웩은 마지막으로 아이들에게 처음의 도형 퍼즐과 비슷한 난이도의 시험, 즉 IQ테스트를 실시하도록 했습니다.

그 결과 **노력을 칭찬받은 아이들은 도형 퍼즐 문제의 성**

나이가 몇 살이든 늦지 않은 뇌 훈련의 모든 것

적이 30% 정도 오른 것에 비해, 총명함을 칭찬받은 그룹은 20% 정도 성적이 저하되었다고 합니다.

그 후 비슷한 타입의 실험으로 추가시험을 치렀을 때에는 이처럼 극적인 차이는 관찰되지 않았지만, 그래도 차이는 남아 있었다고 합니다.

노력을 칭찬받은 아이들은 자신의 잘못을 적극적으로 발견하고, 마주하며, 잘못을 통해서 배워가기 때문에 성적이 올라갑니다. 반면 **총명함을 칭찬받은 아이들은, 자신의 잘못을 최대한 보지 않는 방식으로 자존심을 유지하려고 하기 때문에, 잘못을 통해서 배울 수 없습니다. 따라서 퍼즐을 푸는 방법도 더는 나아지지 않는다고 생각됩니다.**

그리고 이 퍼즐은 실제로는 IQ테스트이기 때문에, 칭찬 방법에 따라서 IQ가 변하는 실험으로 알려져 있습니다. 또한 이 IQ 테스트는 작업기억과 관련되어 있어서 칭찬 방법, 칭찬 포인트에 따라서 작업기억의 성장 방법이 변화하는 실험이라고도 볼 수 있습니다.

뇌의 관점에서 보면, 잘못을 통해서 배우고자 하는 자세를 가지고 있는 사람은 오류를 찾아냈을 때에 반응하는 뇌파(오류양극전위)가 크게 발생합니다.

그리고 이 뇌파의 크기, 그 후의 성적 향상이 강하게 관여되어 있다는 보고가 있습니다. 즉 자신의 잘못을 적극적으로 발견해내고, 수정하고자 하는 자세와 행동을 칭찬하는 것. 그 성장의 싹을 칭찬하는 일이야말로 아이들을, 또 나 자신을 성장시키는 요령입니다.

이것을 시니어 여러분도 꼭 알아주기를 바라며 이 책에 포함시켰습니다.

칭찬만으로도
오프라인 학습이 진전된다

 국립 생리학연구소의 사다토 노리히로(定藤 則弘) 교수 등은 성인 피험자 48명에게 키보드를 30초간 일정한 순서로 두드리는 것을 기억하도록 하는 훈련을 진행했습니다.

 그 후 평가자가 피험자를 칭찬하는 그룹, 평가자가 다른 피험자를 칭찬하는 그룹, 성적만을 보여주는 그룹의 3개 그룹으로 나누고, 다음 날 불시에 시험을 실시했습니다.

 그 결과, 평가자가 다른 피험자를 칭찬하는 그룹과 성적만 보여주는 그룹에 비해 피험자 자신이 칭찬받은 그룹의 성적이 더 좋아졌습니다. 딱히 연습을 한 것도 아닌데 말입니다.

 즉, 칭찬을 받으면 선조체에서 도파민 분비가 증가되어, 수행

능력(Performance)이 향상하기 쉬워진다거나, 해마에서 도파민이 작용해서 기억의 효율도 높아진다는 내용 등과는 직접적인 관계없이, 단지 칭찬받은 것만으로도 뇌 안에서는 학습이 진행된다고 합니다. 특히 수면 중에 말입니다.

더불어 한 명에게 칭찬받는 것보다, 두 명 또는 그 이상일수록 기량이 더욱 자리 잡기 쉬워진다고 하니, 스스로를 칭찬할 뿐만 아니라, 주변으로부터나 SNS를 통해서 등 칭찬받는 환경을 만드는 것은 중요합니다.

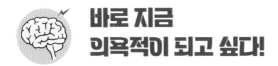

바로 지금 의욕적이 되고 싶다!

앞서 칭찬하는 행위도 뇌 훈련의 중요한 일환이라고 설명했습니다. 그리고 그것은 이후의 '의욕'으로 연결되어, 의욕적이지 않더라도 수행능력 향상으로 이어지고, 그래서 칭찬하자고 말하는 것입니다.

하지만 '오늘 의욕적이 되고 싶다! 지금 당장 의욕적이 되고 싶다!' 하는 순간도 있을 것입니다.

그럴 때의 첫 번째 전략은 '이러쿵저러쿵 말하지 말고 시작' 하는 것입니다.

선조체라는 것은 소위 옛날 옛적 매머드를 쫓던 시절, 일단 쫓기 시작하면 계속해서 그 운동과 행동을 계속할 수밖에 없는

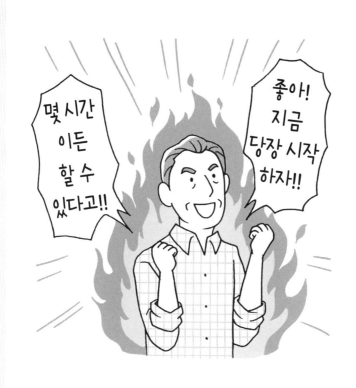

나이가 몇 살이든 늦지 않은 뇌 훈련의 모든 것

구조를 노린 것입니다. 일단 시작하면 선조체가 발화하며 의욕의 유지 같은 것은 생각하지 않아도 행동은 계속됩니다.

그렇기 때문에 걷기 운동이든 학습이든 시작만 하면 어떻게든 됩니다. 수업이나 강의는 5분을 들었다면 오히려 거기서 멈추기가 곤란합니다. 그래서 아이들을 공부시키는 방법으로도 5분 타이머법은 자주 사용됩니다.

그런데 그 5분조차 괴로운 경우도 있습니다. 다른 이야기입니다다만, 아이들이 거실에서 하염없이 놀면서 공부를 시작하지 않을 때, '공부 안 할거니?'라고 화내면 '지금 하려고 했는데!'라는 답이 돌아올 때가 있습니다.

아무래도 이것이 거짓말은 아닌 듯합니다. 머릿속에서 말을 하는 중추(브로커 영역)와 듣는 중추(베르니케 영역)는 활동을 하고 있습니다. '공부해야 되는데…'라고 생각은 했던 것입니다.

그러나 몸의 움직임에 관련하는 뇌 부위, 전운동영역과 운동영역 등이 활성화하지 않아서 갈피를 못 잡았던 것이죠.

이럴 때 '재깍재깍 일어나서', '뚝딱 책상을 마주하고', '탁 하고 앉아서', '좌르륵 문제집을 펼치고', '마구마구 푼다'고 자신의 행동을 영상으로 보는 것처럼 구체적으로 상상하면 운동에 관련된 뇌 부위가 활성화됩니다.

특히 '재깍', '뚝딱' 등 의태어를 사용하면 뇌는 더 많이 활성화되기 때문에 아무리 해도 의욕이 생기지 않을 때에는, 그 행동을 하고 있는 자신의 모습을 의태어를 사용하면서 구체적으로, 영상을 보는 것처럼 상상해보세요. 분명 의욕이 생길 것입니다.

인지 기능 저하 예방에는 건강하고 균형 잡힌 식사가 중요하다

이미 치매와 인지 기능 저하 예방에 지중해식 식단 등 건강하고 균형 잡힌 식사가 도움이 된다는 것을 소개했습니다.

다시 말하지만 이때 '지중해식'이란 이탈리아 요리와 스페인 요리, 그리스 요리 등 지중해 연안국의 식사와 식습관을 의미합니다. 구체적으로는 견과류와 올리브 오일, 채소와 과일, 전립곡물[10], 콩과 생선, 닭고기 등을 풍부하게 섭취하며 치즈와 요구르트도 자주 먹고. 레드 와인도 적절하게 마시는 습관입니다.

또한 지중해식에는 다가불포화지방산이 풍부하게 함유되어

---

10) 배아와 껍질 등을 도정하지 않은 곡물을 말합니다. - 편집자 주.

있어서, 뇌세포끼리의 연결 강화에 도움이 된다고 합니다. 덧붙여 다가불포화지방산이 특히 많은 식품은 고등어, 꽁치, 방어, 정어리 따위의 등 푸른 생선으로 DHA(Docosahexaenoic Acid, 도코사헥사엔산), EPA(eicosapentaenoic acid, 에이코사펜타엔산)이 그 상징입니다. 단 WHO(세계 보건 기구)는 DHA와 EPA를 복합 보조제로 섭취하는 것은 추천하지 않고, 식사를 통해서 섭취하는 것이 바람직하다고 이야기합니다.

지중해식 중에서도 매일 섭취해야 좋은 것, 일주일에 몇 번 섭취해야 좋은 것처럼 균형을 생각한 식사를 하는 것이 중요합니다(다음 페이지의 그림 참조). 그리고 이러한 식생활은 치매를 방지할 가능성이 높은 것 외에도, 다양한 생활습관병의 예방에도 효과적이라고 합니다.

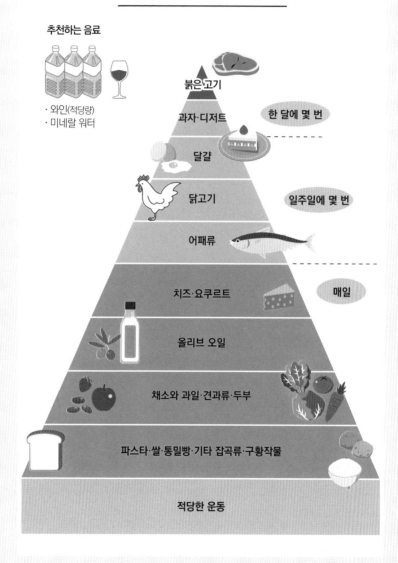

'지중해식' 식단 피라미드(예시)

추천하는 음료

· 와인(적당량)
· 미네랄 워터

붉은 고기

과자·디저트

한 달에 몇 번

달걀

닭고기

일주일에 몇 번

어패류

치즈·요쿠르트

매일

올리브 오일

채소와 과일·견과류·두부

파스타·쌀·통밀빵·기타 잡곡류·구황작물

적당한 운동

건강하고 균형 잡힌 식사로는 콩, 검은깨, 미역, 채소, 생선, 버섯, 고구마 등이 있다

건강하고 균형 잡힌 좋은 식사로는 대표적으로 일본식 식사가 있습니다.

또한 건강을 위해 필요하다고 여겨지는 다음과 같은 식재료를 섭취하는 것도 참고가 됩니다.

콩, 검은깨, 미역, 채소, 생선, 버섯, 고구마 = 마고와야사시이[11]

- '**마**' = 콩류…지질과 단백질의 원천인 필수 아미노산, 미네랄, 식이 섬유가 풍부

---

11) '마고와야사시이(孫は優しい=まごわやさしい)' = 손주는 상냥하다.
7가지 식품의 일본어 머리글자를 따서 기억하기 쉽게 만든 조어입니다.
마메(まめ, 콩), 고마(ごま, 깨), 와카메(わかめ, 미역), 야사이(やさい, 채소), 사카나(さかな, 생선), 시이타케(しいたけ, 버섯류), 이모(いも, 고구마, 감자 같은 구황작물류). - 역자 주.

- **'고'** = 깨…지질과 필수 아미노산, 칼슘, 마그네슘 등 미네랄이 균형 있게 함유
- **'와'** = 미역, 해조류…각종 미네랄, 칼슘, 비타민과 식이 섬유가 풍부
- **'야'** = 채소…비타민이 듬뿍. 익힌 것뿐만 아니라 생채소 그대로 먹는 것도 중요
- **'사'** = 생선…아미노산 외 DHA와 EPA 등 뇌에 좋은 지질을 함유
- **'시'** = 버섯류…비타민 등이 풍부하고 저칼로리
- **'이'** = 고구마류…당질과 비타민C, 칼륨, 식이 섬유를 풍부하게 함유

하루 동안의 식사 간격도
중요하다

결국 건강하다는 것은 뇌를 지키는 것입니다. 그리고 그중에서도 과체중, 고혈압, 고지혈증, 고혈당의 예방과 치료가 중요합니다. 이런 질환을 예방하기 위해서는 식사의 간격도 중요합니다.

2015년부터 2018년의 데이터를 취합한 연구에서, 저녁 식사부터 아침 식사까지의 식사 간격이 긴(12시간보다 긴) 성인은 짧은(12시간 이하) 성인과 비교해서, 복부 비만의 유병률이 1.15배 높았다고 합니다.

만약 저녁 식사 후에 술 한 잔을 하면서 안주를 먹거나, 간식을 먹을 경우, 그 시간이 최종 식사 시간이 됩니다. 그리고 마지막 식사 시간(평균 22시 03분)이 늦은 상위 3분의 1의 성인은 시간이 이른 3분의 1의 성인과 비교해서, 복부 비만의 유병률이 1.12배 높았다고 합니다. 또한 아침 식사와 저녁 식사 사이의 중간점이 늦은 성인은 공복 시 혈당치가 높았습니다.

고령자 층에서는 식사 간격이 긴(12시간보다 긴) 참가자가 식사 간격이 짧은(12시간 이하) 고령자와 비교해서 트리글리세라이드(Triglycerides, 중성지방)가 2.74배 높았다고 합니다.

즉 저녁 식사와 아침 식사 사이의 간격을 적절히 비워둠으로써 건강해질 수 있고, 건강은 인지 기능 저하 예방으로도 이어지는 것입니다.

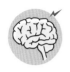# 근력 훈련과
단백질 섭취도 중요하다

　운동과 인지 기능에 관한 연구를 취합한 연구에서는, 요가와 같은 운동까지 포함해서 운동이 인지 기능의 유지, 개선, 저하 예방에 유익하다는 것을 보여주고 있습니다.

　특히 **근육 훈련과 유산소 운동은 전체적인 인지 기능과 실행 기능을 개선하는 데 가장 효과적**이라고 합니다. 실행 기능의 중핵은 작업기억의 힘이기 때문에 유산소 운동도, 근육 훈련도 모두 중요합니다.

　앞서 소개한 인터벌 경보는 '빠릿빠릿하게 걷기'에서 근육 훈련이 되기 때문에 유산소 운동과 근육 훈련을 겸비한 운동입니다.

　만보 걷기를 해도 근력은 떨어지기 때문에, 걷기 운동을 주로 하고 있는 사람은 스쿼트 같은 근육 훈련을 더해서 두뇌 회전 개선 효과를 기대할 수 있습니다.

근육 훈련의 효과는 '무게×횟수×세트 수'로 정해지고, 특히 세트 수가 중요하기 때문에 무게가 가벼워도 상관없으니 그 횟수를 해내는 것이 중요합니다.

또한 근육 훈련을 할 거라면 풀 레인지, 즉 관절의 가동영역을 크게 하는 쪽이 효과적이기 때문에, 크게 움직이며 횟수를 채우도록 합시다. 그런 점에서도 스쿼트를 추천합니다.

근력을 붙이고 싶은 경우, 그중에서도 특히 고령일수록 단백질 섭취가 필요합니다.

운동 후의 단백질 섭취는 근육 합성에 효과적입니다. 또한 같은 양의 단백질이라면 소고기보다는 우유가 단백질 합성을 촉진한다고도 알려져 있습니다. 운동 후의 우유 섭취는 혈액 속의 수분을 높여 열사병 예방에도 도움이 됩니다.

제 **5** 장

뇌를
건강하게 만드는
생활 방식 Life Style
추천

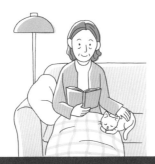

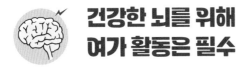

건강한 뇌를 위해 여가 활동은 필수

머리를 사용하는 여가 활동(Leisure, 레저)이든, 몸을 사용하는 여가 활동이든, 머리와 몸을 모두 사용하지 않는 여가 활동이든, 여가 활동은 뇌에 있어서 중요합니다.

2010년에 미국 국립위생연구소에서 알츠하이머의 예방과 인지 기능 저하 예방에 관한 보고서를 발표했습니다.

그 보고서에서는 여가 활동을 다루고 있는데, **머리를 사용하는 여가 활동, 몸을 움직이는 여가 활동, 머리와 몸을 모두 사용하지 않는 여가 활동 등 모든 여가 활동이 알츠하이머와 인지 기능 저하 예방에 도움이 될 수 있다고 이야기합니다.**

그 후로 뇌 건강을 포함한 건강한 생활 방식에 있어서, 머리를 사용하거나, 몸을 움직이거나, 사람과 관계하거나, 끊임없이 휴식을 취하는 등의 여가 활동은 중요하게 여겨지고 있습니다.

베이징대학(北京大学)의 시젠 수(Sizhen Su) 등은 2022년, 여가 활동이 치매에 미치는 영향을 새롭게 조사했습니다.

그들은 주로 의학계 논문 데이터베이스를 검색해서 여가 활동이 알츠하이머, 혈관성 치매, 그리고 이들을 포함하는 치매 전체의 증상 발현에 어떤 영향을 미치는지를 조사했습니다.

그 결과 질 높은 연구를 38건 얻을 수 있었고, 합계 215만 4,818명에 대한 추적조사가 가능했습니다.

그중에서 알츠하이머 2,848명, 혈관성 치매 1,423명, 치매 전체에서 7만 4,700명의 증상 발현이 인정되었습니다.

그리고 여가 활동을 신체적 활동, 사회적 활동, 인지적 활동으로 나눠서 해석을 진행했는데, 신체적인 활동을 하고 있는 사람의 치매(치매 전체) 증상 발현 리스크는 17% 정도 낮다고 보고하고 있습니다.

이는 역시 **운동은 치매 예방에 도움이 될 수 있다는 것을 의미합니다.** 마찬가지로 사회적 활동에서는 7%의 치매 증상 발현 저하가 인정되어, WHO(2019)에서는 증거 불충분으로 여겼던, 사람과 관계하는 활동의 중요성도 확인되었습니다.

알츠하이머 예방에는
'머리를 사용하는 활동'이 더 중요

(76~81페이지 참조)

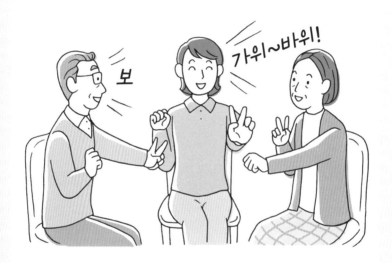

한편 인지적 활동(머리를 사용하는 활동)은 한층 치매 증상 저하 효과가 컸는데, 여기서는 23%의 저하가 인정되어서, 머리를 사용하는 활동이 치매 예방에 미치는 영향에 대한 의의를 더 높이 평가해도 좋다는 가능성을 보여줬습니다.

(치매 전체가 아닌) 알츠하이머에 한정시켜 보면, 사회적 활동의 영향은 인정받지 못했으며, 신체적 활동에서 13%의 저하, 인지적 활동에서 34%의 저하가 인정되었습니다. 따라서 **알츠하이머 예방을 최우선으로 생각한다면 머리를 사용하는 활동은 더욱 중요합니다.**

한편 혈관성 치매에서는 인지적 활동과 사회적 활동의 영향은 인정되지 않았고, 신체적 활동만 33%의 저하가 인정되었습니다. 뇌뿐만 아니라 심장질환 등 혈관계 질환의 예방까지 고려할 때, 운동 역시 너무나 중요합니다.

마찬가지로, 체계적 문헌고찰(systematic review, 관련되는 논문 중에서 적절한 것을 선택, 통계적인 수법으로 취합해서 전체의 경향을 파악하는 방법)을 통한 인지 기능(두뇌 회전) 대상 연구에서는 작업기억(Working Memory, 무언가를 기억하면서 무언가를 하는 기능)의 저하 예방을 추측하고 있습니다.

나이가 몇 살이든 늦지 않은 뇌 훈련의 모든 것

무슨 일을 하러 옆방에 갔는지 잊어버리거나, 이야기를 시작한 것은 좋은데 화제가 바뀌는 순간 무슨 이야기를 하려고 했는지 잊어버리는 등, 기억하면서 다른 무언가를 하는 일에 불안을 느끼거나, **한 번 기억한 것이 금방 쉽게 지워지게 되어버렸다면, 이 책처럼 작업기억 훈련을 주로 하는 인지적 활동**(두뇌를 사용하는 활동)을 하는 것이 중요합니다.

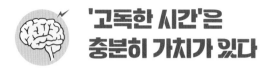

'고독한 시간'은 충분히 가치가 있다

스위스 취리히대학교(University of Zurich)의 민샤 루오(Minxia Luo)는 흥미로운 연구 결과를 보고했습니다.

이 연구에서는 118명의 고령자(65~94세)를 대상으로 21일간에 걸쳐, 스마트폰을 사용해서 어떠한 행동을 했는지를 조사했다고 합니다.

그 결과, 사람과 관련되는 활동은 하루 평균 39분, 고독하게 보낸 시간은 5.03시간이었습니다.

이 나라(스위스)에서는 다른 사람과 관계를 맺는 것이 윤리적으로 중요시되고, 이러한 관계의 중요성을 강조합니다. 그러나 이들은 애초에 그렇게까지 긴 시간을 다른 사람과 보내지는 않는 것 같습니다. 그리고 다른 사람과 어울리는 시간이 길어지면, 그 시간보다 길고 고독하게 보내는 시간이 늘어난다는 보고가 있으며, 사람을 많이 접하면 접할수록, 고독한 시간이 더 많이 필요한 것 같습니다.

이 연구에서 생활 만족도가 높고, 피로도가 낮은 고령자는 긴 고독한 시간을 보낸 이후 다른 사람과 어울리기를 바랐습니다. 이처럼 다른 사람과 어울리는 것이 행복감을 향상시켜주는 수단인 한편, 고독 또한 그 사람의 에너지 회복을 도와주는, 고령자의 일상생활에 반드시 필요한 부분입니다.

혼자만의 시간을 느긋하게 보내는 것도 좋고, 멍하게 보내는 것도 괜찮습니다. 독서, 컴퓨터, 게임, 수공예 활동(자유로운 공작)이 경도 인지 장애(MCI, Mild Cognitive Impairment)의 리스크를 낮춘다는 것은 잘 알려져 있기 때문에, 그런 여가 활동으로 시간을 보내는 것도 좋습니다. 혹은 이 책에서 다루는 뇌 훈련을 하면서 시간을 보내는 것도 좋을 것입니다.

캔버라대학(University of Canberra)의 마이클 노시(Michael Northey) 등이(2018) 정리한 바에 따르면 유산소 운동, 저항 운동(Resistance training, 이른바 근육 훈련), 복합요소 운동(Multi-

나만의 느긋한 시간을

갖는 것도 중요

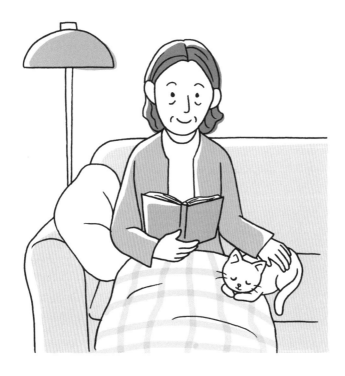

나이가 몇 살이든 늦지 않은 뇌 훈련의 모든 것

Component Exercise Training, 운동들의 조합), 또는 태극권 등 운동의 개입은 모두 인지 기능 유지 향상에 효과적이라고 합니다.

주세페 리피(Giuseppe Lippi)[12] 등이(2020) 정리한 내용에서도, 30분 이상의 중강도 유산소 운동을 일주일에 2~3회씩 약 3개월간 실시하는 것이 뇌세포의 성장을 촉진하는 뇌유래신경영양인자(BDNF)의 분비를 촉진시켜서 인지 기능 유지향상에 도움을 준다고 결론 내렸습니다.

이러한 운동은 짧게라도 상관없으니, 운동할 마음이 들었을 때 묵묵히 실천하는 것이 중요합니다.

---

12) 이탈리아 베로나대학교(Verona University) 임상 생화학 교수다. - 역자 주.

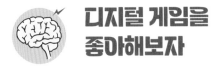

디지털 게임을
좋아해보자

게임을 즐기는 것이 고령자의 인지 기능 향상에 도움이 된다고도 알려져 있습니다.

게임에서는, 규칙을 기억해두고 재빠르게 대처하거나, 좀비가 나타나면 총을 쏘고, 사람이면 쏘지 않는 등 작업기억을 사용할 수 있는 기회가 넘쳐나기 때문입니다. 롤 플레이 게임에서는 대부분 머리를 쓰게 됩니다.

게임이라고 하면 일본에서는 바로 게임 중독 같은 말을 떠올리며, 위험한 놀이처럼 취급하는 경향이 있습니다. 그러나 다른 나라의 연구를 보면, 아이들을 포함해서, 게임을 통해 인지 기능이 향상된다고 평가하는 연구가 상당히 많습니다.

나이가 몇 살이든 늦지 않은 뇌 훈련의 모든 것

암스테르담자유대학교의 브루노 소스와 스웨덴 카롤린스카 연구소(Karolinska Institute)의 토르켈 클링베르그(Torkel Klingberg) 등은 디지털 미디어가 인지 기능에 미치는 영향에 대한 연구 결과가 한결같지 않은 것은 인지 기능에 강한 영향을 주는 유전적 요인과 세대 수입, 부모의 학력, 부모의 직업 등 사회 경제적 지위(SES, Socioeconomic status)를 고려하지 않은 연구가 많기 때문이 아닐까 생각했습니다.

또한 그들은 인과 관계의 식별(Identification)에 필요한 개인을 일정기간 쫓는 종단적 연구(Longitudinal Study)가 부족하기 때문이라고도 생각했고, 실제로 현재 의료와 교육, 심리와 관련된 연구에서는 이러한 문제점이 지적되어, 많은 연구에 대한 재검토가 진행되고 있습니다.

이에 소스 등 연구자들은 ABCD 데이터베이스(AntiBodies Chemically Defined database)라고 하는 많은 피험자에게 다양한 측정을 반복한 자료를 활용해서, 미국의 9,855명의 아이들을 대상으로, 기준선(9~10세)과 그로부터 2년 후의 인지 기능을 측정했습니다.

그리고 인지 기능에 관여한다고 여겨지는 유전적 차이 자료와 사회경제적 지위(SES)의 영향을 통계학적으로 조정하면서, '디지털 미디어를 수동적으로 시청하는 시간(수동적 시청 시간)',

'SNS 등을 통해 사회적으로 이어져 있는 시간(SNS 시간)', '게임을 하고 있는 시간(게임 시간)' 각각이 아이들의 인지 기능에 미치는 영향을 추정했습니다(2022).

그 결과, **게임을 하고 있는 시간이 긴 쪽이 두뇌 회전(인지 기능)이 향상**되었으며, SNS를 하고 있는 시간 및 게임과 SNS 이외에 수동적으로 디지털 미디어에 접하고 있는 시간은 인지 기능에 영향을 미치지 않는다는 결과가 나타났습니다.

나이가 몇 살이든 늦지 않은 뇌 훈련의 모든 것

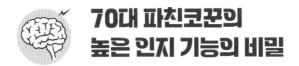

70대 파친코꾼의
높은 인지 기능의 비밀

　중독을 이야기하면 파친코도 자주 공격의 대상이 됩니다. 그러나 파친코 역시 여가의 한 종류이며, 인지 기능 저하 예방에 도움이 될 가능성이 있습니다.

　우리는 일찍이 파친코에서 대박이 나면 자연 면역이 높아져 건강해진다는 것을 보고했고, 파친코 슬롯의 메오시(めおし) 훈련[13])으로 인지 기능이 높아진다는 것도 보고했습니다.

　또한 이때 뇌의 활동을 보면, 작업기억에 관련하는 전전두엽 영역이 활성화하고 있었고, 스트레스에 관여하는 하전두회는

---

13) 정확히 보고 누르는 훈련(To press the button with precision timing)
　　 - 역자 주.

활동이 저하되고 있었습니다. 즉 스트레스가 적은 뇌 훈련이 된다는 것입니다.

더불어 70대 파친코꾼의 인지 기능은 동년배 평균보다 높았습니다. 특히 '자유롭게 놀 수 있을 때 놀자', '다른 우선시해야 하는 일이 있을 때는 그 일을 우선시하자', '언제까지 놀아야 될지 정해놓고 놀자', '가족과 친구를 속이거나 거짓말은 하지 말고 놀자' 등 건전한 유희를 준수하고 있는 사람은 인지 기능이 높았고, 위험한 놀이를 하려고 하는 경향이 적었습니다.

이처럼 게임이든 도박이든 자신을 통제하는 놀이 방법을 취하는 것은, 인지 기능의 유지 향상에 도움이 됩니다.

ICD(International Classification of Diseases)-11이라는 WHO의 국제질병분류에 따르면, 일본에서 많이 사용되는 게임 중독 체크 리스트와 도박 중독 체크 리스트는 게임 중독(정확하게는 게임 중독 장애)과 도박 중독(정확하게는 도박 중독 장애)에는 해당되지 않습니다. 이는 대다수가 그저 위험한 놀이로 분류되며, 장애나 질병이 아닌, 운동 부족이나 잘못된 다이어트와 비슷하게 취급됩니다. 그러나 일본에서는 이를 너무 쉽게 의존'증(症)[14]'이라고 말합니다.

---

14) 병(disease) - 역자 주.

나이가 몇 살이든 늦지 않은 뇌 훈련의 모든 것

중요한 집안일, 마음을 담아서 하면 훨씬 좋다

집안일은 작업기억 훈련입니다. '이거 한 다음에', '저거 하고, 또 이거' 하는 다중 노동이야말로 작업기억을 다중으로 사용하는 일입니다.

실제로 양배추 채썰기를 할 때도, 간단한 요리를 할 때도, 복잡한 요리의 병행 작업을 할 때도 전전두엽 영역은 금방 활성화합니다. 소바 만들기를 할 때는 모든 작업에서 활성화합니다.

창문을 닦을 때도, 단추를 달 때도, 세탁물을 갤 때도 전전두엽 영역은 활성화합니다.

미국 시카고의 러쉬 알츠하이머 센터(RUSH Alzheimer's Disease Center)의 연구에서는 자잘한 가사 노동의 누적이 많을수록 알츠하이머의 위험이 내려간다고 보고하고 있습니다.

덧붙이자면 우리는 좀 재미있는 관찰을 진행하고 있습니다. 예를 들면 양배추 채썰기나, 100칸 계산, 칼로 연필 깎기, 덤벨 훈련 등을 그냥 하는 것보다 '마음을 담아서' 하면 전전두엽 영역은 더욱 활성화합니다. 어차피 할 거라면 가끔은 마음을 담아봅시다.

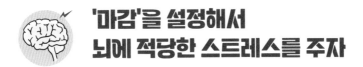

'마감'을 설정해서
뇌에 적당한 스트레스를 주자

　'더 빨리'라는 메시지가 입력되는 것만으로 뇌는 필요 이상 활성화합니다.

　똑같이 할 거면 시간제한을 두거나, 조금이라도 빨리하려고 하는 것이 훌륭한 뇌 훈련이 됩니다. 항상 '더 빨리' 하려면 지쳐버리니 때로는 그저 '빨리'도 괜찮습니다.

　또한 일을 서두르기를 강요당해서 싫었을 때에도 '와, 좋은 뇌 훈련이었어'라고 생각하면 스트레스가 줄어듭니다. 스트레스 물질인 코르티솔(Cortisol)은 뇌의 움직임을 저하시키니 스트레스를 잘 재구성(Reframing, 관점 바꾸기)해봅시다.

　업무나 어떤 절차, 아이의 숙제도 그렇듯 모든 일에는 '마감'과 '기한'이라는 것이 있습니다. 하지만 대부분의 사람은 '마감'을 굉장히 싫어합니다. '~까지 하지 않으면 안 돼'라는 심리적인 스트레스로 인해 부담을 느끼기 때문입니다.

그러나 사실 '마감'의 존재는 전전두엽 영역의 활성화에는 도움이 됩니다.

너무 다급한 마감(시간 없음)은 마이너스지만, 목표가 되는 시간을 설정해서 뇌에 '적절한 스트레스'를 주는 것으로는, 의욕과 사고력이 증가합니다.

'앞으로 1시간 안에 처리해버리자', '30분 안에 끝낼 거야'라고 구체적인 시간을 정해서 작업함으로써 뇌는 활성화합니다.

이를 업무에 한정시키지 말고, 집에서의 다양한 작업에도 '~분 안에 해보자'라고 항상 마감을 의식해서 시행해봅시다.

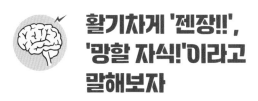

활기차게 '젠장!!', '망할 자식!'이라고 말해보자

여담이지만 참는 것은 독이고, 의지력에는 정해진 용량이 있습니다. 즉 인내 주머니에는 크기가 있어서 참고 견디는 데도 한계가 있다는 뜻입니다.

플로리다 주립대학교(Florida State University)의 심리학자 로이 바우마이스터(Roy F. Baumeister)는 '자아의 고갈(Ego De-pletion)'론을 주창하고 있습니다. 자신의 의지로 인내하는 일, 자아의 힘을 사용하는 일에는 일정한 도량이 있다는 것입니다.

그는 학생들을 갓 구운 초콜릿 칩이 들어간 쿠키가 담긴 그릇 옆에 앉게 했습니다. 학생들 가운데 하나의 그룹에게는 쿠키를 먹게 하고, 다른 하나의 그룹에게는 쿠키를 먹지 않고 참도록 지시했습니다. 그 후 두 그룹 모두에게 어려운 퍼즐을 완성시키도록 요청했습니다.

그 결과 쿠키를 먹지 않고 견디도록 강요당한 그룹은 '의지력(인내의 여축)'이 이미 소모되어서 새로운 과제가 주어졌을 때 금방 포기했습니다.

한편 의지력을 보존하고 있었다고 생각되는, 쿠키를 먹은 그룹은 더 긴 시간 동안 퍼즐을 풀기 위해 애썼습니다. 이는 즉 자아가 소멸하면, 자아적인 행위(자신의 의지로 무언가를 하는 행위)가 불가능해진다는 것입니다.

한편 '젠장' 등의 지저분한 말을 사용하면 참을성이 오래 유지된다고 합니다.

영국 킬대학(University of Keele)의 리처드 스티븐스(Richard Stephens)는 대학생 67명을 대상으로 5℃의 냉수에 주로 사용하지 않는 손을 최대 3분간 담그고 있는 실험을 했습니다. 더 이상 견딜 수 없게 되면 손을 냉수에서 꺼내는 것입니다.

이때, 학생들은 다음의 2가지 그룹으로 나눠졌습니다.

① 손을 냉수에 넣고 있는 동안 비속어(젠장 등)를 일정한 리듬, 일정한 크기로 반복해서 말합니다.
② 손을 냉수에 넣고 있는 동안 의자에 관련된 단어(사각, 딱딱

나이가 몇 살이든 늦지 않은 뇌 훈련의 모든 것

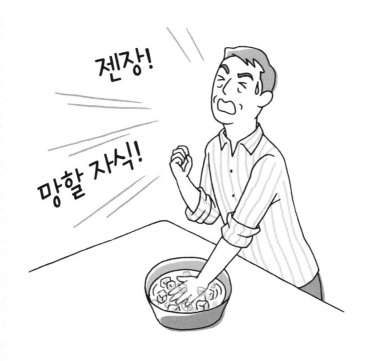

하다)를 ①과 같은 리듬과 크기로 반복해서 말합니다.

그리고, 그 후에 물에 한쪽 손을 담그며 느낀 주관적인 통증을 보고하도록 했습니다.

그 결과 '젠장', '망할 자식!' 등의 비속어를 큰소리로 말한 사람은 의자에 관한 단어를 큰소리로 말한 사람과 비교해서, 주관적인 통증이 적었다고 보고했습니다.

또한 냉수에 손을 넣고 있는 시간도 더 길었습니다. 그들은 맥박이 빨라졌는데, 흥분이 통증을 잊게 했을지도 모르겠습니다.

더불어 지저분한 단어를 내뱉는 것은 마음의 통증도 줄어들게 해준다고 합니다.

뉴질랜드 매시대학교(Massey University)의 마이클 필립(Michael Philipp) 등은 비속어를 내뱉는 일이 집단 따돌림 같은 고독한 사회적 고통에 관해서도 효과가 있다는 것을 조사했습니다.

이들은 대학생 62명에게 과거에 따돌림을 당한 경험을 적도록 했습니다. 대학생을 2개의 그룹으로 나눠서, 한쪽은 '젠장', '망할 놈!' 등 2분간 걸쩍지근한 비속어를 외치게 하고, 다른 한 쪽은 아무것도 하지 않도록 했습니다. 그 후 따돌림 당했을 때의 마음의 통증 정도를 보고하도록 했습니다.

그러자 몸의 통증과 마찬가지로, 마음의 통증 정도도, 지저분한 단어를 외친 그룹이 아닌 그룹보다 적었습니다.

신체적 통증에는 체성 감각 영역(Somatosensory Area)과 대뇌섬 피질(Insular Cortex)이 관여합니다. 마음의 통증도 신체적 통증과 마찬가지로, 신체적 통증의 구조(Mechanism)를 사용해서 느끼고 있는 것 같습니다.

그리고 통증과의 타협도 전방 띠이랑이라는 공통적인 뇌 부위에서 처리하고 있어서, 지저분한 단어를 내뱉거나, 감정을 참지 않는 것이 통증의 정도를 감소시켜주는 것으로 보입니다.

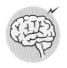

추억이 담긴 사진은
자기 긍정감을 높여준다

우리는 '칭찬 사진'이라는 한 프로젝트에 참여했습니다. 이는 아이들이 운동회나 발표회 등에서 있는 힘껏 집중하는 모습의 사진을 거실에 붙여놓고 지나가다가 칭찬해주는 것입니다.

앞서 이야기했듯이 칭찬받는 것은 의욕 만들기에 도움이 되고, 자기 긍정감 만들기에도 도움이 됩니다.

아이들의 경우 '칭찬 사진'을 계속하면 자기 긍정감이 향상됩니다. 뇌를 조사해보면 칭찬 사진을 보고 있을 때, 자기 긍정감이 약한 아이는 똑바로 보는 것에 관여하는 오른쪽 전전두엽 영역이 거의 활성화하지 않았습니다. 이는 '자신'을 보는 것에 적극적이지 않고, 자신의 이미지와 마주하고 싶지 않다는 것을 의미할 수도 있습니다.

반면, 자기 긍정감이 강한 아이는 편안함에 관여하는 왼쪽 전전두엽 영역의 아래쪽이 활성화하고 있었습니다.

자기 긍정감이라고 하면 너무 철학적일 수 있지만, 이는 그저 똑바로 자신의 이미지와 마주하고, 스스로의 모습을 떠올리는 것을 편안하게 여기는 것일지도 모릅니다.

고령이 되면 인지 문제와 함께 우울 문제도 나타나게 됩니다. 이때도 과거의 앨범을 보면서 이런저런 이야기를 나누는 것은 중요할 수 있습니다. 돌봄 예방 현장에서는 이를 위해 회상치료법이 활용되고 있습니다.

예를 들면, 초등학교 때 살던 집의 배치도를 그리고, 집에서 초등학교까지의 지도를 그려보는 것입니다. 그런 그림을 그리면 평상시에는 그다지 말이 유창하지 않은 사람도 유창하게 말하게 됩니다.

최초의 도쿄 올림픽이나 옛날의 유행가, 영화 같은 것도 분위기를 무르익게 합니다. 과거의 가재도구, 다리미나 빨래판 등에도 분위기는 고조됩니다. NHK 사이트에도 예전 굿즈나 과거 사건을 정리한 저장고[15)]가 있으니 그것을 가끔 들여다보는 것

---

15) 한국에는 방송사 KBS가 다양한 콘텐츠와 역사 기록물 등을 정리해두고 있습니다. 이는 KBS 아카이브(http://kbsarchive.com) 홈페이지에서 볼 수 있습니다. - 역자 주.

도 좋습니다.

아주 그럴싸하게 말하자면, 그런 그리운 것을 접했을 때 감정과 정서에 관여하는 대뇌변연계(Limbic System)가 활성화합니다. 그리고 이는 지적 활동에 강하게 관여하는 대뇌 신피질을 지탱하고 있기 때문에 뇌가 활동하기 쉬워지는 것입니다.

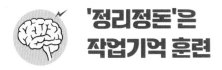

'정리정돈'은 작업기억 훈련

    당신의 책상 위는 정리되어 있나요? 평상시에 사용하는 책상 위에 물건이 어지럽혀져 있으면 작업 효율이 나빠지는 것은 물론이고, 이는 업무나 집안일에 필요한 집중력 부족으로까지 이어집니다.

    뇌에 의욕을 북돋워 동기 부여(Motivation)를 일으키기 위해서라도 책상 위 정리정돈이 필요합니다. 그리고 정리정돈 방법은 다음의 '3가지 규칙'대로 실시해봅시다.

    예를 들어, 서류는 대충 훑어봤을 때 ① 읽었으면 버려도 되는 것, ② 나중에 다시 한번 읽고 싶은 것, ③ 남겨두어야 하는 중요한 것, 이 3가지로 나눠서 정리합니다.

    ①은 읽었으면 그대로 쓰레기통행. ②와 ③은 파일과 케이스

에 넣어서 정리, ②는 일주일에 한 번, ③은 한 달에 한 번을 기준으로 버릴지 남겨둘지를 판단합니다.

정리정돈은 '3가지 규칙'을 만들면서 분류해가는 것이 비결입니다.

작업기억, 즉 뇌의 메모장은 '이것', '저것', '그것'의 3가지를 기억하는 것이 일단은 한계입니다. 더 기억하는 것이 가능하다고 하더라도 1개 정도를 추가한 4개가 최선입니다. 그래서 '3가지 규칙'으로 정리해가는 것은 뇌의 메모장 기능을 볼 때 효과적인 방법입니다. 그렇기 때문에 정리도 훌륭한 작업기억 훈련이 되는 것입니다.

나이가 몇 살이든 늦지 않은 뇌 훈련의 모든 것

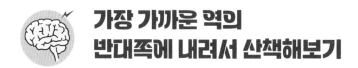

가장 가까운 역의
반대쪽에 내려서 산책해보기

'익숙함'이란 뇌가 항상 같은 처리를 반복하고, 그것을 처리하는 연결망이 이미 효율화 되어서, 뇌가 그다지 활성화하지 않더라도 능숙하게 처리가 가능한 상태입니다. 따라서 반복적인 행동을 통해서는 좀처럼 뇌를 활성화시킬 수 없습니다. 반대로 평소와 다른 행동을 하면 뇌는 활성화하기 쉬워집니다.

예를 들면, 평상시의 통근, 통학 경로는 매일 똑같습니다. '익숙해서 안심할 수 있는' 경로니까요. 하지만 뇌의 입장에서 이는 아무런 자극도 없는 평범한 시간으로 지나가버립니다. 따라서 시간에 여유가 있을 때나 휴일에 일부러 '평소와 다르게 반대쪽에 내려서 산책해보는 것'을 추천합니다.

평소와 다른 귀갓길을 체험해서

뇌를 단련하자

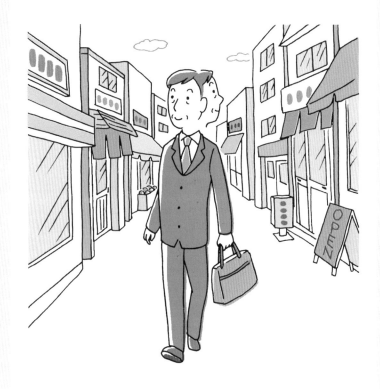

나이가 몇 살이든 늦지 않은 뇌 훈련의 모든 것

목적지까지의 새로운 노선을 생각하면서 산책하는 동안에, 뇌도 몸도 딱 좋은 정도로 단련됩니다. 지금까지 알고 있었던 것 같은데 몰랐던, 익숙한 거리에서의 새로운 발견과 만날 수 있다는 점에서도 비일상적인 산책은 분명한 의의가 있습니다.

빠른말 놀이로
뇌의 메모장을 단련한다

예전부터 다양한 빠른말 놀이(잰말 놀이)가 전해져 오고 있습니다.

잘 알려져 있는 '간장 공장 공장장은 강 공장장이고 된장 공장 공장장은 장 공장장이다', '경찰청 철창살은 외철창살이고 검찰청 철창살은 쌍철창살이다', '내가 그린 기린 그림은 목이 긴 기린 그림이고, 네가 그린 기린 그림은 목이 안 긴 기린 그림이다' 등이 있습니다. 여러분도 한 번은 말해본 적이 있을 것입니다.

빠른말 놀이는 뇌의 언어중추와 운동중추, 작업기억을 담당하는 전전두엽 영역에 좋은 자극을 줌으로써 뇌를 단련시키는 효과가 있습니다.

그리고 빠른말 놀이에서 중요한 것은 최대한 빨리 말하는 것과 난도를 올려가면서 뇌를 괴롭히는 것입니다.

요점은 빠른말 놀이를 제대로 말할 수 있게 되는 것이 아니라, 빠른말 놀이를 사용해서 뇌를 단련하는 것입니다. 간단한 단어를 '성공했다!'라고 기뻐하는 것이 목적이 아닙니다.

익숙해져서 술술 말할 수 있게 될 때까지 연습하거나, 점점 어려운 빠른말 놀이에 도전하는 2가지 방법으로 작업기억을 단련할 수 있습니다.

난도를 높인 빠른말 놀이의 예

- 문무를 무마한 만만한 마물의 멸망한 마을엔 만마의 미망인 무민이 만물을 무모히 마무해 무마했다.

- 민망한 열망만 말하는 열 명만 살던 멸망한 마을엔 말만 많은 만만한 말만 만 마리 남았다 말하네.

- 코냑을 공약이에게 사오라고 시켰는데 곤약을 사왔는데, 공약이한테 왜 곤약을 사왔냐고 했더니 공약이가 코냑을 곤약으로 알아들었다고 했다.

- 알파카 털로 만든 알파카파카 입은 알파카파카알파카가 알파카파카를 팔면 알파카파카 파는 알파카파카알파카.

- 앞집 팥죽은 붉은 팥 풋팥죽이고, 뒷집 콩죽은 햇콩단콩 콩죽, 우리 집 깨죽은 검은깨 깨죽인데 사람들은 햇콩 단콩 콩죽 깨죽 죽먹기를 싫어하더라.

이 외에도 계속 찾아내서 도전해보기를 바랍니다!

스마트폰 메시지, 메신저 등을 주로 사용하지 않는 손가락으로 쳐보기

아무 때나 누구나 할 수 있게 고안한 동작입니다. 스마트폰 메시지나 메신저를 평상시에 사용하지 않는 쪽의 손, 즉 오른손잡이라면 왼손 손가락으로 쳐봅시다.

자유자재로 입력이 되지 않아서 짜증나고 스트레스가 느껴질 텐데, 스트레스를 느끼는 만큼 뇌에는 자극이 가해지고 있는 것입니다.

손가락을 움직이는 동작은 뇌에 중요한 자극이 됩니다. 오른손을 중심으로 사용하고 생활하는 당연한 행위에서 벗어나, 스마트폰 사용 외에도 자잘한 동작에 주로 쓰는 쪽의 반대쪽 손을 사용해보는 것은 뇌를 활성화하는 방법 중 하나

나이가 몇 살이든 늦지 않은 뇌 훈련의 모든 것

입니다.

　같은 행동을 계속하다 보면 뇌로 가는 자극이 줄어듭니다. 때로는 조금 다르게 몸을 움직여보려고 노력해봅시다.

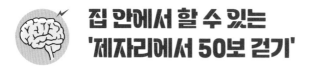

집 안에서 할 수 있는
'제자리에서 50보 걷기'

서 있는 자리에 표시를 하고, 그 자리에 똑바로 서서 눈을 감고 50회 제자리걸음을 해봅시다. 눈을 떴을 때 서 있는 위치가 처음에 표시한 위치와 차이가 적으면 적을수록 뇌 연령이 젊다는 증거입니다. 조금씩이라도 차이를 줄여갈 수 있도록 노력해봅시다. 이는 간단한 소뇌 훈련이 됩니다.

나이가 몇 살이든 늦지 않은 뇌 훈련의 모든 것

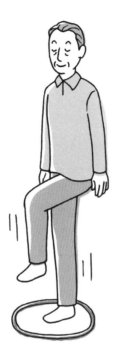

※ 혼자서 하지 말고 누군가
옆에 있어 주세요.

| 방법 |

· 서 있는 위치에 표시를 하고, 표시한 장소에 똑바로 서서 눈을 감습니
다(서 있는 위치를 끈 따위로 둘러싸면 알기 쉽습니다).

· 서 있을 때의 방향도 기억해두고, 눈을 감은 채로 방향과 위치가 달라
지지 않도록 그 자리에서 50회 제자리걸음을 합니다.

→ 눈을 떴을 때 위치와 방향이 시작 지점과 달라져 있나요? 다르다면
그 차이가 적으면 적을수록 뇌 연령이 젊다는 증거입니다!

햇볕을 쬐고
'행복 호르몬'을 발산하자

'거지도 부지런하면 더운밥을 얻어먹는다'라고 하듯이, 아침 일찍 일어나는 습관을 들이는 것은 건강한 심신을 만드는 데 효과적입니다.

단순하지만 일찍 일어난다는 것은 어디까지나 밤에 일찍 자는 것과 한 세트입니다. 날짜가 바뀌기 전에 잠을 자는 것과 더불어 아침 일찍 일어나기를 함께 실천하는 것이 중요합니다. 올바른 생활습관 속에서 제대로 수면 시간을 확보해봅시다.

그런데 클로노타입(clonotype, 클론형)이라고 하는, 아침형 인간, 저녁형 인간의 결정에는 유전이 영향을 미칩니다. 무리하게 아침형화하려고 하면 사회적 시차가 생기고, 심신의 상태가 나빠지는 현상이 나타나기도 합니다. 하긴 고령자는 제멋대로 아

나이가 몇 살이든 늦지 않은 뇌 훈련의 모든 것

침형화가 이루어지기 때문에, 그런 걱정은 하지 않아도 좋을지 모릅니다.

　그리고 일찍 일어났다면 아침의 햇볕을 듬뿍 쬐는 것도 중요한 생활습관 중 하나입니다.

　아침 햇살을 쬐면 뇌의 각성을 촉진하는 뇌내 호르몬인 세로토닌(Serotonin)이 활발하게 분비되어 잠에서 상쾌하게 깨어날 수 있습니다.

　세로토닌은 '행복 호르몬'이라고 불리는데, 긍정적인 마음을 가지게 해주어서 우리가 충족감을 맛볼 수 있게 합니다. 즉 세로토닌 덕분에 '거지도 부지런하면 더운밥을 얻어먹는다'라고 말하는 것입니다.

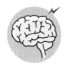

출근길이나 외출 시에는
'뇌 준비운동'이 효과적!

당신은 출근길이나, 아침에 집안일을 시작하기 전의 시간대를 어떻게 효과적으로 활용하고 있나요?

운동 경기를 시작하기 전에 몸풀기를 하는 것과 마찬가지로, 업무와 집안일을 시작하기에 앞서서도 뇌가 건전하게 일할 수 있도록 '준비운동'을 해야 합니다. 실전에 대비해서 뇌가 건전하게 일하기 위한 몸풀기가 필요한 것입니다.

이 준비운동은 어떤 특별한 것을 할 필요는 없습니다. 예를 들면, 출근길에 걸으면서 라디오나 스마트폰으로 좋아하는 가수의 노래를 듣는 것도 더할 나위 없는 뇌 준비운동의 하나입니다.

나이가 몇 살이든 늦지 않은 뇌 훈련의 모든 것

이때 요령은 손과 발, 입을 가능한 한 동시에 움직이는 것입니다. 잘 안 되더라도 끈기 있게 계속하는 것이 중요합니다.

무언가를 하면서 다른 것을 해봅시다. 아침에 일어나서, 뇌에 **이런 쌍방 자극을 주게 되면, 분명 하루의 행동이 순탄해질 것입니다.**

또한 자립신경이 부교감신경에서 교감신경으로 전환되어, 활동하기에 적합한 몸이 되는 것도 뇌 준비운동 효과 중 하나라고 할 수 있습니다.

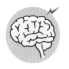

불안과 걱정을 잠재우고 가슴 뛰는 생활을 손에 넣자!

지금까지 뇌와 관련된 중요한 요소로 작업기억에 관해 많은 분량을 할애했습니다. 다시 말하지만, **위기적 상황과 스트레스 상황에서는 작업기억(두뇌 회전)이 상황에 쉽게 장악되어 성과가 떨어지기 쉽습니다.**

작업기억은 뇌의 메모장입니다. 우리는 이 메모장을 사용해서 다양한 생각을 할 수 있는데, 그 메모의 용량이 잠식당해버리는 것입니다.

원래 작업기억이 동시적으로나 순차적으로 처리할 수 있는 정보의 양은 기껏해야 3가지나 4가지라고 설명했습니다.

'이것', '저것', '그것', 그리고 미봉책으로 '그 외' 정도까지라면 병행처리나 순차처리가 가능하지만, 그 이상이 되면 혼란에

나이가 몇 살이든 늦지 않은 뇌 훈련의 모든 것

빠지기 쉽습니다.

그리고 위기적 상황과 스트레스 상황에서는 뇌의 메모장의 일부 혹은 대부분이 상황에 장악당해 뇌가 일하기 어려워집니다.

엄청난 실연을 했을 때, 그 일에만 온 신경이 가 있어서, 머리를 사용하는 것이 어려워지고, 특히 노이로제(Neurosis, 신경증) 성향이 강할수록 이런 경향은 더더욱 세집니다.

시카고대학교(University of Chicago)의 시안 베일록(Sian Beilock) 교수 등 연구자들은 재미있는 실험 하나를 진행했습니다.

그들은 대학생 20명에게 2회의 숫자 시험을 치르도록 했습니다. 첫 번째 시험에는 '최선을 다하도록'이라고 지시하고, 두 번째 시험을 볼 때는 '성적 우수자에게는 수상', '성적이 나쁘면 연대책임'이라는 식으로 부담을 주었습니다. 여기서 두 번째 시험 전에 반 정도의 학생에게는 10분간 '시험에 대한 불안'을 적도록 했습니다. 나머지 반은 그대로 앉은 자리에서 안정을 취하도록 만들었습니다(대조군).

시험 결과, 대조군은 첫 번째 시험보다 성적이 12% 내려갔습니다. 이처럼 **부담과 스트레스는 작업기억을 장악해서 머리를 쓰기 어렵게 만듭니다.** 한편 시험 전에 불안에 관해 적은 학생들은 성적이 5% 올랐다고 합니다.

마찬가지로 고등학생(일본에서는 중 3 정도)을 대상으로 기말고사 전에 시험에 대한 불안을 느끼기 쉬운지에 대한 설문 조사를 실시했습니다.

그리고 시험 전에 '시험에 대한 생각을 적는' 실험군과 '시험과 관계없는 것을 생각하는' 집단으로 나누었습니다. 결과는 '시험에 대한 생각을 적는' 집단 쪽이 성적이 더 좋았다고 합니다. 불안 성향이 강한 사람일수록 부담감으로 성적 저하가 더 심하게 일어나는데, 생각을 적어냄으로써 성적을 향상시키려는 경향이 강해진 것입니다.

결국 사람은 위기적 상황이나 스트레스가 심한 상황에 놓이면, 작업기억이 활동하기 어려워집니다.

그러나 **'불안 적어내기'를 통해 머릿속에 소용돌이치고 있는 불안과 스트레스를 떨쳐낼 수 있습니다.** 이런 방법으로 불안과 스트레스를 자신으로부터 떼어놓고, 불안과 스트레스를 관찰할 수 있게 되는 것을 '외재화하다'라고 합니다. 불안과 스트레스를 **다른 사람에게 말하면 어느 정도 속이 후련해지는 것도 외재화의 하나입니다.**

나이가 몇 살이든 늦지 않은 뇌 훈련의 모든 것

외재화 능력의 하나로, 불안을 흥분으로 재평가하는 방법도 제안되고 있고, 그렇게 하면 능률이 향상된다고 합니다.

'두근거린다', '흥분되는데', '(자기 자신을 향해) 설레라', '신나는데!'라고 혼잣말을 하면 좋습니다.

이렇게 하면 불안으로 활동하는 노르아드레날린(Noradrena-line)계가 억제되고, 도파민계가 활동하기 좋은 환경이 되어, 기억력 향상, 능력 향상이 일어나기 쉬워집니다.

무언가에 도전할 때에는 '두근거려', '흥분된다'라고 말해 봅시다. 그리고 도전이 끝났을 때에도 '재미있었어'라고 말해 봅시다. 부디 당신도 불안을 떼어놓고 긍정적인 시니어 라이프를 이루기를 바랍니다.

나이가 몇 살이든 늦지 않은
뇌 훈련의 모든 것

제1판 1쇄 2025년 3월 13일

지은이   시노하라 키쿠노리
옮긴이   김은서
펴낸이   한성주
펴낸곳   ㈜두드림미디어
책임편집   김가현, 배성분
디자인   디자인 뜰채 apexmino@hanmail.net

㈜두드림미디어
등 록   2015년 3월 25일(제2022-000009호)
주 소   서울시 강서구 공항대로 219, 620호, 621호
전 화   02)333-3577
팩 스   02)6455-3477
이메일   dodreamedia@naver.com(원고 투고 및 출판 관련 문의)
카 페   https://cafe.naver.com/dodreamedia

ISBN   979-11-94223-46-7(03510)